さらに「太らない食べ方」も掲載！

福辻式

「寝る」「押す」美ダイエット法

福辻鋭記 アスカ鍼灸治療院院長

清流出版

はじめに

女性には、身体の変化にともなって、太りやすくなる時期があります。出産のあと、30代後半から40代にかけて代謝が悪くなる時期、50歳前後の更年期などがそうです。そこで気を許して太ってしまうと、なかなか元に戻りにくく、いろいろなダイエットに挑戦してはくり返す、というはめに。しかも恐いことに、中途半端なダイエットをしていると、やせにくい体質になってしまうのです。

かといって、過激なダイエットを続けて体力がなくなり、貧血で足元がふらついたり、風邪をひきやすくなったりするのも問題です。ダイエットをして身体をこわすのであれば、意味がありません。そして、途中でやめずに、コツコツと続けることが大事なのです。

そのためには、無理なく手軽にできる方法をとること。一度や二度やめることがあっても、すぐにまた再開できて、結果的に長く続けられること。続けているうちに、身体の中から健康になることが大事です。

この条件を満たすのが、この本で紹介する「寝るだけ」「押すだけ」のダイエット法。私の治療院にみえる大勢の患者さんを診てきた中で、実践に基づいて考案したものです。

1回につき、5分でも10分でもよく、1日に1回でも2回でも好きなだけやればいい、という気楽さ。しかも、目に見えて効果があるので、やる気が出て続けやすい、というメリットのあるこの2つの方法で、リバウンドしないダイエットをめざしてください。

さらにこの本では、「太らない食べ方」についても触れました。適当な量の身体によいものをしっかり食べて、健康的にやせることが、女性をいきいき、若々しく、美しく見せてくれます。

アスカ鍼灸治療院 院長　福辻 鋭記

Contents

第2コース

course 2

「おなかぽっこり」を何とかしたい！ おなかの「こり」をほぐしてダイエット 67

第3コース
course 3

がまんせずに健康的にやせたい！「太らない食べ方」でおいしくダイエット

121

「太っている」というのはどんな状態なのでしょう？

年齢に関係なく、とくに女性は「やせたい願望」が強いようです。私の治療院にも、「やせたい」「肥満を何とかしてほしい」と言って来院される患者さんが大勢います。

でも、本当に太っているかというと、そうでもなかったりします。若い女性で、身長は標準くらいで体重が40kg台なのに、見た目をすごく気にして、「もっとやせたい」という人がいたり。かと思うと、見るからに体重オーバーなのに、そのことには触れず、肩こりや腰痛のことばかり訴えられたり。**肩こりや腰痛は、太りすぎで起きることもある**のに、ご本人はそのことにちっとも気づいていないようなのです。

やせる必要のない人には、「あんまりやせると魅力がなくなるよ」と言うのですが、その人にとっては切実な問題。それがエスカレートしてくると、過食症や拒食症のような症状を呈する心配も出てきます。太っているか、やせているかは、こういった精神的な状態や思い込みに左右される面もあります。

一般的に言う**「太っている」=肥満は、皮下脂肪や内臓脂肪が必要以上についてしまった状態**です。脂肪は、人によってつく場所が違い、おなかだったり、お尻や太ももだったり、顔だったりします。だいたい、ついてほしくない部位ばかりですが、どこにつくかは遺伝的な要素もあるようです。

また、むくみによって太って見えることもあります。いわゆる「水太り」です。むくみがあるということは、腎臓や排出の機能がよく働かず、水の代謝が悪くなって、身体に水分がたまっている状態です。

そして、**水がたまっていると「太って見える」だけでなく、そこに、脂肪を蓄えてしまうメカニズムが働きます。**水はまわりの熱を奪うので、身体は冷えてきます。すると、身体は冷えないようにするための防御反応が働き、その結果、脂肪を蓄えてしまうのです。

太る原因は、代謝の低下・骨盤の開き・冷え！

　太る原因は、第一に食べすぎが挙げられます。さほど運動しない人が、よく運動する人と同じくらい食べていれば、摂取カロリーが消費カロリーを上回るので、余分な熱量が脂肪として蓄積されます。また、**年齢とともに基礎代謝（生命を維持するために必要な最低限のエネルギー消費量）が低下する**ので、若いときと同じペースで食べていれば、当然エネルギーが余り、だんだん太ってきます。

　それに輪をかけ、内臓の働きも鈍ってきますから、ますます代謝が悪くなり、排泄がうまくいかないため、体内に老廃物がたまって不健康な太り方をします。

　さらに、**年齢とともに骨盤が開いてくることも、太る原因**をつくってしまいます。骨盤が広がっていると、その内側にある内臓の位置が下がり、代謝が悪くなるからです（20―21ページ参照）。

　また、前の項で説明したように、水が身体にたまって冷えると、身体は危機感を覚え、脂肪を蓄えようとします。水は生命維持になくてはならないものですが、滞るとよくないのです。

反面、脂肪には、活動のエネルギーになったり、外の刺激から保護したりといった、いい働きもあります。南極など極寒の場所や、遠泳をするときなどは、脂肪がついていないと寒さに耐えられません。脂肪層が魔法瓶のような役割を果たし、身体の中の組織を冷えから守るのです。

そのため、脂肪が多い人は、中に熱がこもり発散できなくなります。すると、どんどん体温が上がってくるので、体温調節機能が働き、汗をかきます。**太っている人が汗っかきなのは、新陳代謝がよいからなのではなく、脂肪層の内側にこもった熱で、熱くなるため**です。

冷えに弱い腎臓と婦人科系の臓器

腎臓と婦人科系の子宮や卵巣は冷えに弱く、冷えるといろいろな症状が出てきます。とくに腎臓は水を濾過《ろか》する臓器なので、冷やさないよう注意が必要です。

体内に水が滞り、身体が冷やされると、血液の中にも当然水が取り込まれ、冷えた血液が腎臓を通過します。そのとき、腎臓が冷やされてしまい、腎臓の近くにある子宮や卵巣もダメージを受けるのです。

妊娠した人が、温泉でおなかを温めなさいと言われるのは、腎臓や子宮の機能を高めるためでもあります。

産後太りをするのはなぜでしょう？

赤ちゃんが母親の子宮から産道を通って出て来るとき、母親の骨盤は大きく開きます。出産が終わると、骨盤は徐々に元に戻ってきますが、それには時間がかかります。**通常は1か月くらいかかって、右、左と少しずつ閉じていく**のですが、それにはなるべく動かずに、じっとしている必要があります。チベットなどでは、出産した母親をまったく動かさない慣習があり、日本でも以前は、3週間は寝ていなさい、と言われていました。これは疲れを取る意味もありますが、将来の健康のために大事だということがわかっていたからです。

現代の産院などでは、出産後数日で退院させますが、それでは骨盤が開いたままになってしまいます。**骨盤がきちんと収まっていないと、太りやすくなる**のです。

さらに、骨盤が開いている状態で、母乳をあげるためにとたくさん食べるのも問題。おなかもすくので、ある程度は仕方ありませんが、**食べ**

グセがつくと胃も大きくなるので、歯止めがきかなくなります。

そんな出産直後の太りやすい条件に加えて、夜中の授乳という、避けては通れない仕事が、またまたやっかいな問題を抱えることに。

実は、成長ホルモンというものがあって、それは睡眠中、夜中の2時〜3時頃に盛んに分泌されると言われています。**成長ホルモンは、膵臓から過剰に出るインシュリンを抑えて、脂肪をつくらせない**役割を果たします。

インシュリンは通常、食べものを摂取したときに上がる血糖値を抑え、正常な状態に戻す働きをしますが、血糖値が上がりすぎると、今度はインシュリンが過剰に分泌され、必要以上のインシュリンは肝臓で脂肪をつくります。つまり、ちゃんと出ないと困るのですが、出すぎると太りすぎの原因になるというわけです。

ここで、**太らないようにストップをかけてくれるのが成長ホルモン**ですが、夜中に起き出して授乳をしなくてはならなかったり、眠りも浅いようであれば、成長ホルモンの出が悪くなり、太る原因が取り除けなくなってしまいます。

リバウンドしないダイエット法は「無理をせず、長続きさせる」

「今まで、ちょっと太ったなと思ったら、食事を減らしたり、歩く距離を増やしたりすれば、それなりの効果があったけれど、最近は体重がまったく減らない」という方が多いように思います。それどころか、ダイエット前よりもっと体重が増えてしまったという人も。これはいわゆる、リバウンドです。

人の身体はもともと、危機的な状況に対応するようにできています。飽食の時代と呼ばれるようになったのはせいぜい、ここ30年くらいの間。それまでは、「いかに食べて生きながらえるか」が切実な問題だった歴史が、それこそ古代から続いてきたのです。それに伴い、人の身体も餓え死にしないための構造になっており、**食事を減らすと危機感を覚え、エネルギーを蓄えるほうへスイッチが入る**のです。だから、あまりにも極端な食事制限をするのは考えもの。かえって太りやすい体質になってしまいます。

では、どのようなダイエット法がいいかというと、とにかく無理をしないこと。**無理をすると、長続きしません。自分に合った方法で、根気よく続けられることがポイント**です。身体を動かすのが好きな人は、ダンスやランニングもいいでしょうし、**運動が嫌いな人は、この本にある「寝るだけダイエット」など、続けられる方法を選べばいい**のです。毎日でなくても、1日おきとか、週に2回とか、実行できそうな目標を立てるといいでしょう。

食事にしても、あまりにも制限することが多いと、ストレスになってしまいます。太らない食べ方については、あとでも触れますが（121―131ページ参照）、いつもより少し軽めにしても、よく噛むだけで満腹感が得られ、ダイエット効果があります。また同じ量でも、**野菜料理から先に食べて、血糖値を急に上げないようにすれば、太ることはありません。**

健康的なダイエットのための三条件

ダイエットという言葉はもともと、肥満が原因で起きる病気の予防や改善のために、食事療法をすることを指していました。今は、見た目のスタイルのよさを保つためのダイエットが盛んですが、極端にやせて、すぐにスタミナ切れになってしまうようでは、生活に支障をきたします。**ダイエットすることによって、より健康にならなければ意味がない**のです。

では、健康か不健康かは、どんなことで見分ければいいのでしょう。まず、身体はカチンカチンではなく、柔軟性があるかどうか。日常生活の中で例えば、駅の階段を上がるくらいで、息切れや心臓の動悸がひどいようでは心配です。あと、夜はよく眠れるかどうか、便や尿などの排泄物がちゃんと出るか、あるいは出すぎてはいないか、呼吸は浅い息でハアハアしていないかもチェックポイント。**大きく息を吸って長く吐く、長い息が「長生き」に通じます。**

こういった問題が自分にないかどうか考えてみて、それが肥満から来ているものであれば、やはり、ダイエットの必要があると言えるでしょう。

本書では、**健康的にやせるための3つの条件**を提案しています。

❶骨盤の広がりを引き締め、背骨を伸ばして、内臓を骨盤や肋骨の内側にきちんと収めること

❷おなかを押すことによって、おなかのこりをほぐし、内臓の代謝機能を高めること

❸極端な食事制限なしで、太らない習慣をつける食べ方をすること

これらは、**健康効果を高め、持続していけば絶対にリバウンドしない方法です。この3つ全部を実践しなくても、1つでも2つでもやりやすいことから始めてみてください**。ただし、❸の食べ方については、毎日の生活習慣に取り入れればいいことなので、❶または❷のどちらかを選ぶとしても、同時に実行してほしいと思います。

Column

身体が老化したり、疲れてくると、いろいろな部分の骨格が広がってくる！

骨盤だけではなく、その他の骨格も年齢とともに老化現象を起こし、広がってきます。そして、１日のうちでも朝と夜だと、夜のほうが疲れのために広がっています。

受験勉強のとき、鉢巻きをするとシャキッとするのは、頭蓋骨のゆるみを引き締め、脳細胞の働きを活性化するため。疲れてくると頭蓋骨が広がって集中力や記憶力が低下するのです。

指の骨も疲労すると開いてきます。テニスの選手が手首にサポーターを巻くのは、指の開きを引き締め、疲れないようにするため。兵隊さんの脚に巻いたゲートルも、疲れにくく、歩きやすくする工夫だったのかもしれません。

「寝るだけダイエット」の骨盤引き締めも、１日のうちで疲れてきたころにやると、よりいっそう効果があります。

とりあえず、1週間でやせたいなら

「寝るだけダイエット」で即効やせ!!

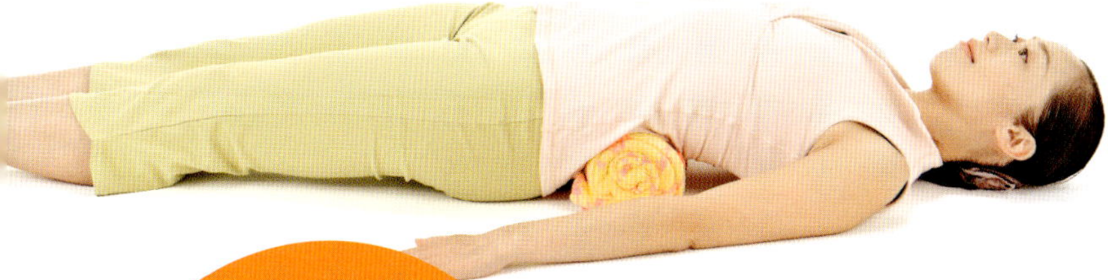

course 1
第1コース

枕を腰に当てて寝るだけで、
骨盤がキュッと締まり、
骨盤が締まることで、驚きの効果が！
しかも、1日たったの5分間でOK。
やせるばかりか、
いつの間にか元気になっている
いいこと尽くめのダイエット法です。

骨盤が開いていると太る そのメカニズムは……

太る原因はいろいろありますが、その中で大きな要素となるのが、骨盤や骨格のゆがみです。骨盤が開いていたり、骨格がゆがんでいると、内側にある内臓をきちんと収めることができず、内臓の位置は下に下がり、おなかは出っ張った状態になります。

また、**内臓の位置が下っていると、内臓の働きが悪くなり、代謝も下がる**ので、脂肪が燃えにくくなってしまいます。さらに、内臓のリンパや血液の循環がスムーズにいかず、老廃物をうまく外に排出できなくなって、体内に滞ります。その結果が、くびれのない、ぽってりとした体型なのです。

骨盤は下半身と上半身を支える、身体の要となるところ。骨盤がゆがんだり、ねじれたり、広がっていたりすると、腰から頭へと続く背骨や、脚から膝、足先までの骨格のすべてがゆがんできます。

逆に、姿勢が悪かったり、偏った身体の使い方をしていると、骨盤が開いてきて、太った状態を助長することになります。**骨盤を締めるためには、背すじをピンと伸ばし、背筋をしっかり使うこと。**つまり、日常的に正しい姿勢を保つことが大切です。

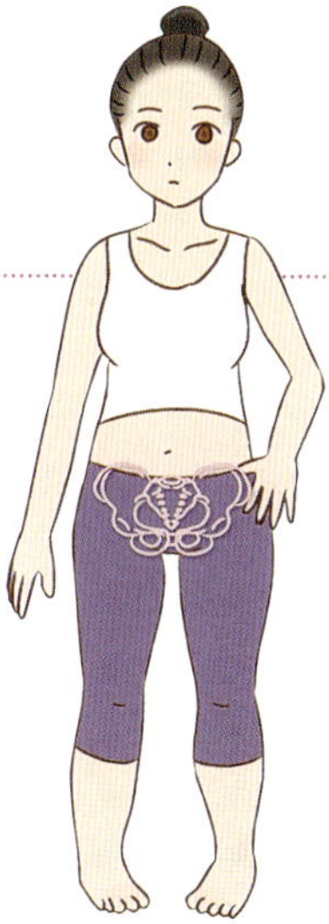

骨盤が開いていると

- ◉おなかが出る
- ◉くびれがない
- ◉内臓が下がる
- ◉股関節が外に向く
- ◉太ももの外側が張る
- ◉脚がむくみ、足首が太い

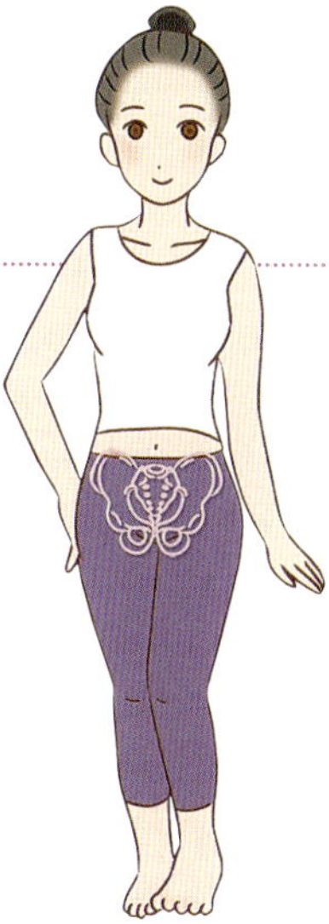

骨盤が締まると

- ◉おなかがへこむ
- ◉くびれができる
- ◉内臓が元の位置に収まる
- ◉ヒップアップする
- ◉股関節が内側に向く
- ◉美脚になる

寝るだけでやせられる!!
そのカギは枕を使った骨盤矯正にあり

では、どうやって骨盤を引き締めるのでしょう。骨盤矯正は本来、専門の治療院でやってもらうべきものですが、**自宅でも、自分で手軽にできる方法がありました！**
それが、枕を使った「寝るだけダイエット」です。

枕はタオルを巻いて手作りします（作り方は32―33ページ）。これを骨盤の下に置き、その上に寝て、身体をグーッと伸ばすだけ。背中が反って**背骨が伸びると、それに伴って開いていた骨盤が閉じてきて、おなかも引っ込みます。**このとき同時に、両手を上げて肋骨を引き締めます。

なぜ、肋骨を引き締めるのかというと、肋骨の内側には胃があるからです。肋骨が開いて角度が水平に近くなっていると、胃のまわりに余裕ができていくらでも食べられますが、**肋骨が締まって角度が狭まれば、胃も小さくなってあまり食べられません。**肋骨を引き締めると食べすぎを防ぐことができて、ダイエット効果を助けるというわけです。

また、寝るだけダイエットでは、両足先をくっつけて「ハの字」にします。こうすると、**股関節が内側に向くので、骨盤が締まりやすくなります。**
このように、**枕を使って寝るだけでも、「骨盤と肋骨を引き締め、股関節のねじれを正す」という、太りにくい身体にする基本事項をしっかり押さえることができる**のです。
しかも、**「1日1回、5分間寝るだけでいい」**のですから、とっても手軽。1日何回やってもいいし、腰が痛くなかったら10分くらいに延長してもかまいません。ときにはサボる日があっても、根気よく続けていれば、現状以上に太ることはないし、少しずつでもやせていきます。
実際にやってみればわかることですが、1回だけでも、少なくとも2〜3㎝はウエストが細くなります。骨盤は時間がたつと元に戻りますが、次にやればまたウエストが細くなり、繰り返しているうちに、骨盤が締まった状態に定着していきます。そうなれば、全体的にやせる可能性が出てきて、ズボンやスカートがサイズダウンします。
ぜひ、**ビフォー、アフターのウエストサイズを測りながら、やってみてください。**その数値が励みになること、請け合いです！

身体のゆがみをチェック！

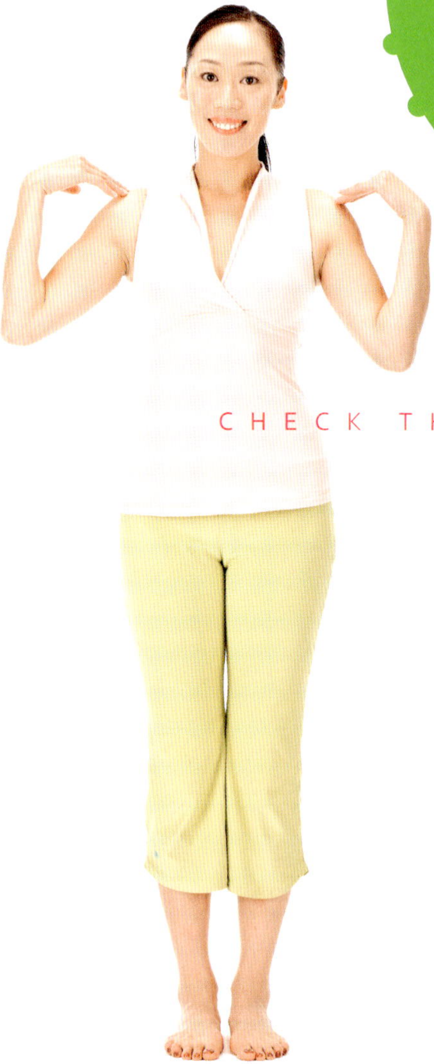

CHECK THE BODY!

骨盤矯正は、身体全体のゆがみを矯正する効果があります。
「私はゆがんでいないから大丈夫」という人でも、どちらかの肩が下がっていたり、足の長さが違っていたり。左右対称の人は少ないくらいです。そういったゆがみがあれば、骨盤もゆがんでいる可能性があります。次の項目をチェックしてみて、あなたのゆがみ度を調べてみましょう。

４つ以上当てはまる項目があれば、身体がゆがんでいる可能性大。

枕を使った「寝るだけダイエット」で骨盤矯正にトライしましょう。

顔

□ 目の位置や大きさが左右対称ではない

□ 左右の耳の位置が違う

□ 鼻や口が曲がっている

□ あごのラインが左右対称ではない

上半身

□ 左右の肩の高さが違う。または、どちらかが前に出ている

□ 左右の乳房の位置や大きさが対称ではない

□ 肋骨の一番下のラインが左右対称ではない

□ おへそが身体の中心線上にない

□ 腰骨の高さが左右で違う

下半身

□ 立っているとき、膝の皿が違う方向を向いている

□ あおむけに寝たとき、足の開きが左右対称ではない

下半身

□ 脚を組むとき、組みやすいほうがある
□ 横座りするとき、やりやすい向きがある

寝て

□ 膝を伸ばしたまま片脚を上げると、上げやすいほうがある
□ 横向きに寝るとき、どちらかラクな向きがある

立って

□ 身体を左右に傾けると、傾けやすい方向がある
□ 目を閉じて片脚立ちをすると、10 秒も続かない
□ 目を閉じて数回跳ぶと、位置が大きくずれる
□ 目を閉じて歩くと、まっすぐ歩けない

その他

□ 歩いていると、スカートやズボンが横にずれてくる
□ 階段などでつまずくときは、いつも決まったほうの脚
□ 目を閉じて左右の人差し指を近づけていくと、指先がずれる
□ 靴底の減り方が左右で違う

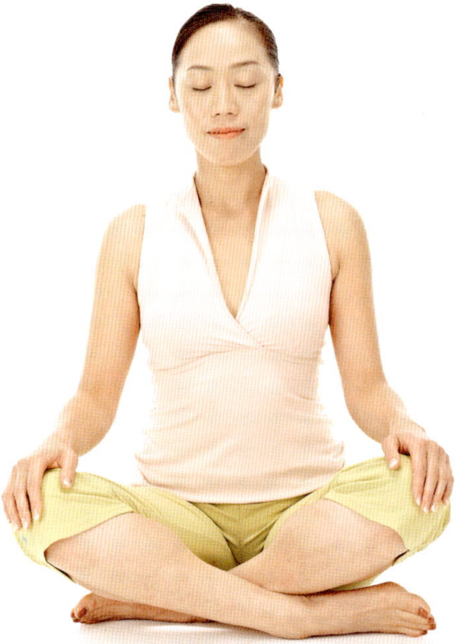

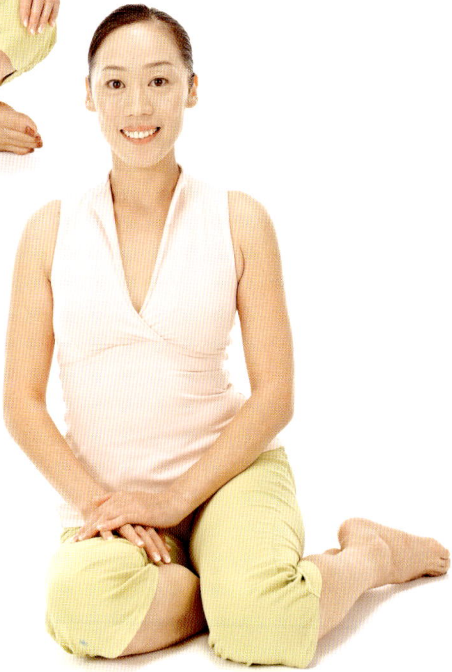

CHECK THE BODY!

骨盤の広がりをチェック！

身体のゆがみの元であり、
太る原因にもなる骨盤の開きに注目。
広がり具合をチェックしてみよう。

1

A

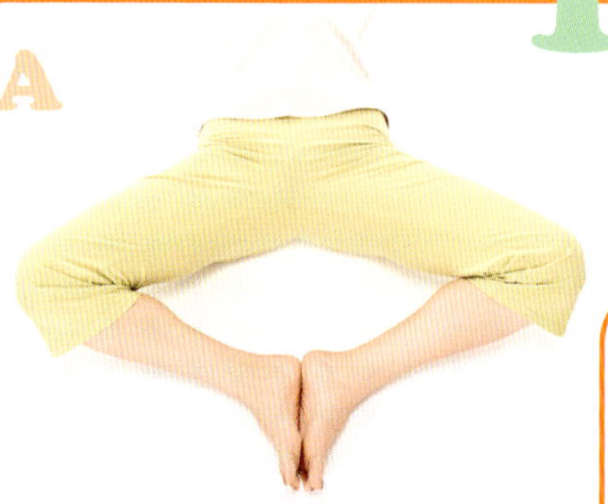

B

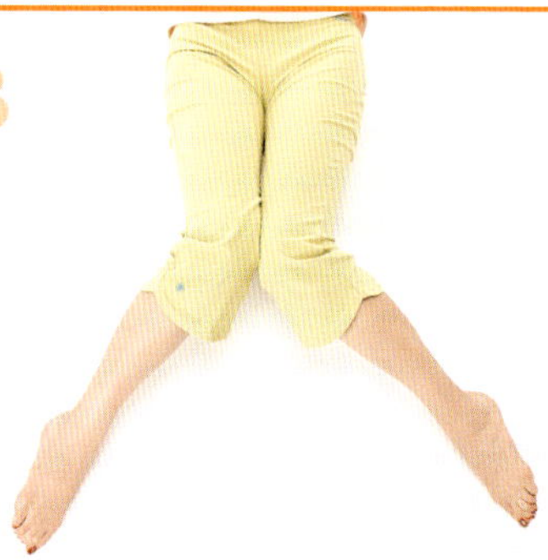

あおむけに寝て、脚を開いて膝の外側を床につけるようにした場合（写真A）と、脚を閉じて膝の内側を床につけるようにした場合（写真B）、Aのほうがラクなら、骨盤が開いている可能性あり。

2

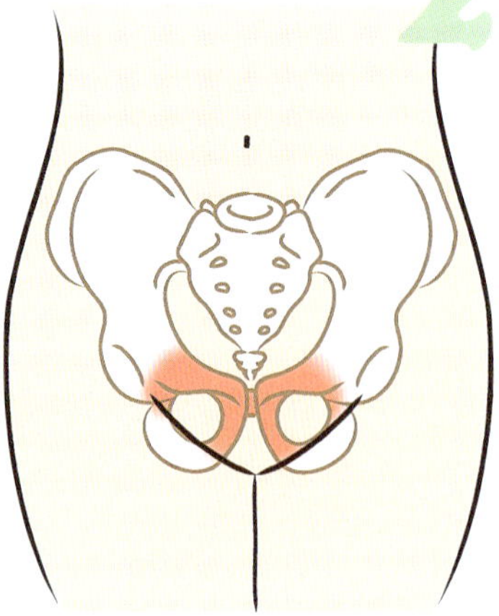

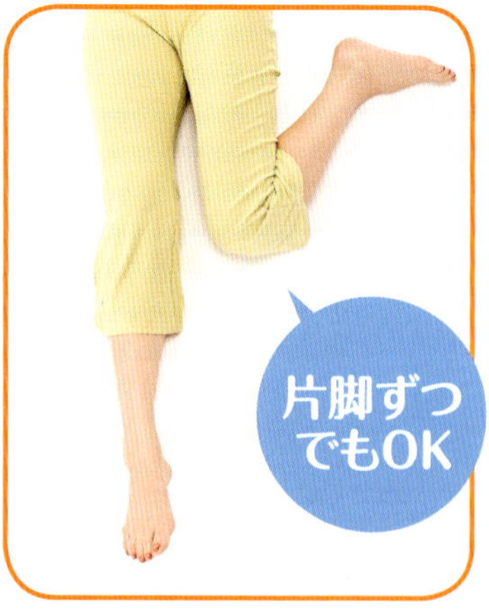

Bの動作のときに、両脚同時に開くのがきつい場合は、片脚ずつ行なう。

恥骨が極端に出ている、あるいは盛り上がっている場合、骨盤が開いている可能性あり。

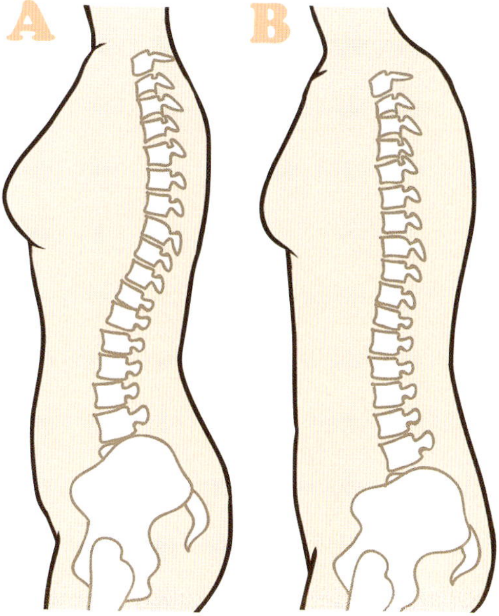

3

背筋を伸ばして横から見た場合、自然なS字カーブを描いていれば（イラストA）大丈夫。腰のカーブがないなら（イラストB）骨盤が開いている可能性あり。

4

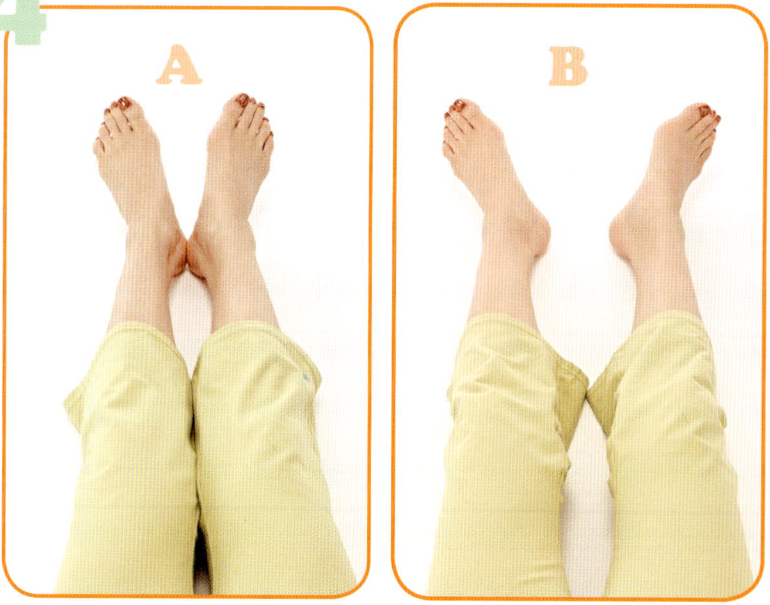

あおむけに寝て、両脚を伸ばし、力を抜く。かかとの開いた角度が90度以下（写真A）なら大丈夫。それ以上に開くなら（写真B）骨盤が開いている可能性あり。

5

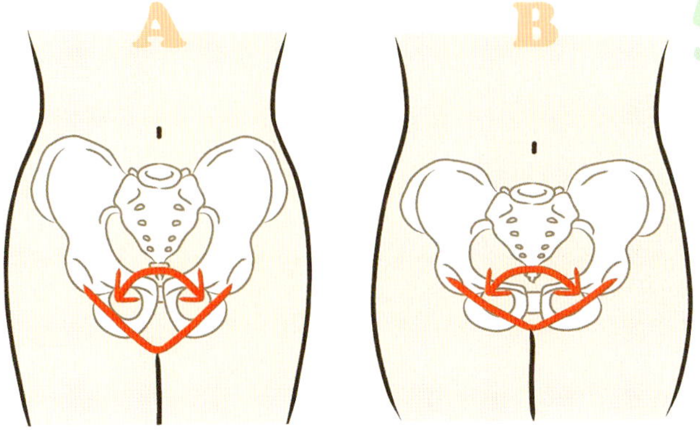

鼠径部《そけい》（脚のつけ根と下腹部の境の三角ライン）の角度が90度前後なら（イラストA）大丈夫。それ以上の角度なら（イラストB）骨盤が開いている可能性あり。

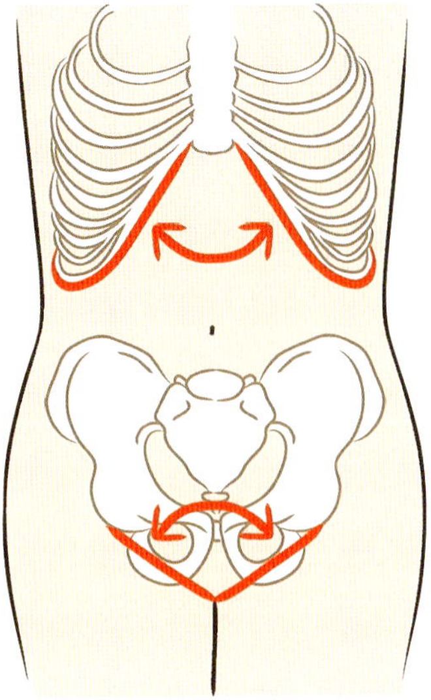

6

左右の肋骨の角度と、鼠径部の角度を見比べる。鼠径部の角度のほうが大きければ、骨盤が開いている可能性あり。また、おへそから上よりも、下のほうが肉づきがいい場合も同様。

7

両脚をそろえて立ち、前屈と反り返りをしてみる。前屈よりそり返りのほうがつらいなら、骨盤が開いている可能性あり。

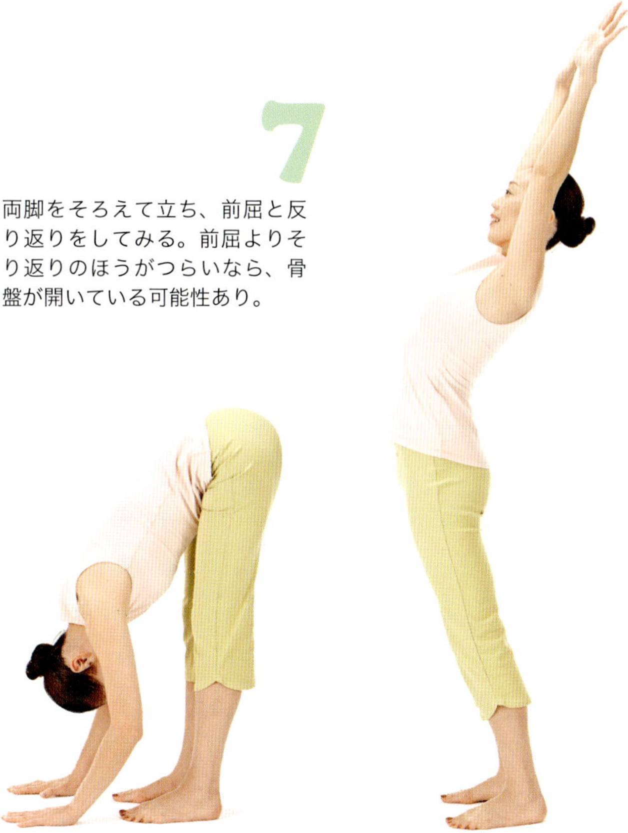

8

両脚をできるだけ内側に向け、内股の形で膝を伸ばして立ってみた場合、この姿勢がつらいようなら、骨盤が開いている可能性あり。

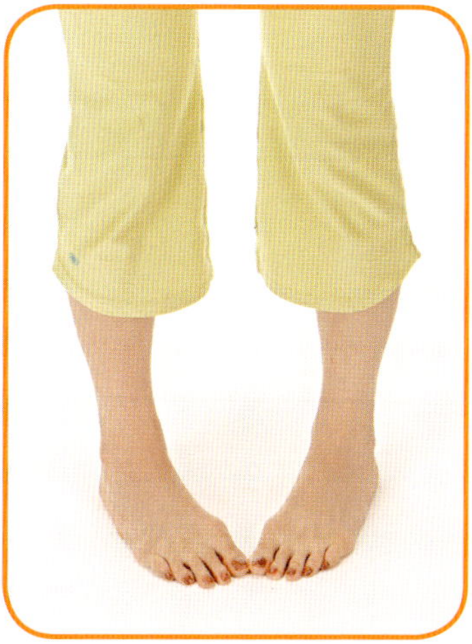

骨盤矯正

まず、枕を作ろう

「寝るだけダイエット」を始める前に、タオルを使って骨盤矯正枕を作りましょう。作り方はいたって簡単。バスタオル２枚を畳んでしっかりと巻き、ひもで固くしばるだけ。タオルの枕はやわらかすぎず、かといって硬すぎることもなく、ほどよい刺激を与えます。汚れたらひもを解いて洗濯することもできるので、衛生的。できれば２個作っておくと、「座るだけダイエット」のときに重宝します。

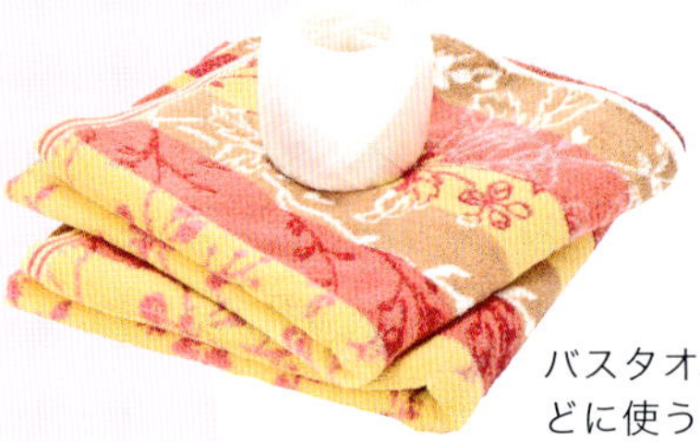

準備するもの

バスタオル２枚と荷造りなどに使うビニールひもを用意。厚手のタオルなら１枚でもよい。
円筒形に巻いたとき、直径が 10 ～ 12cm くらいになるように調節する。

1 巻きはじめは固く

バスタオル２枚を４つ折りにして重ね、端のほうから巻いていく。最初の一巻きはギュッと力を入れて固い芯を作り、たるみを巻き込むようにしながら巻く。

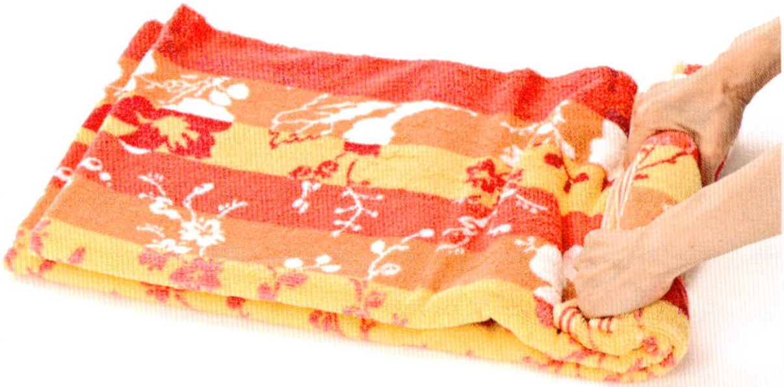

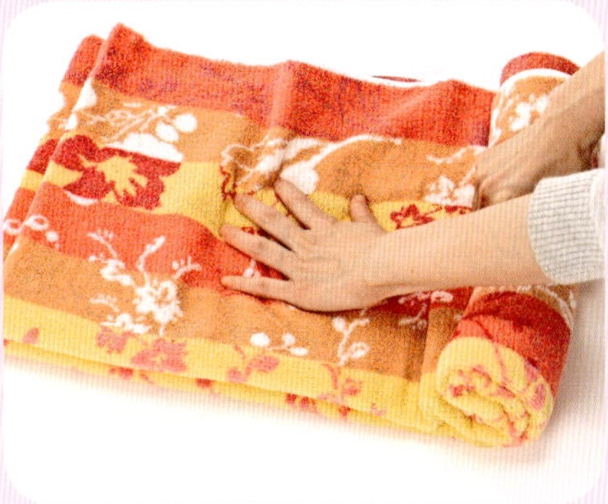

2 片手で押さえながら巻いていく

二巻きくらいしたら、片手で先のほうのタオルを押さえ、すき間が出ないようにしっかりと巻いていく。
タオル枕を使うときは、かなりの重みがかかるので、つぶれないように固く。

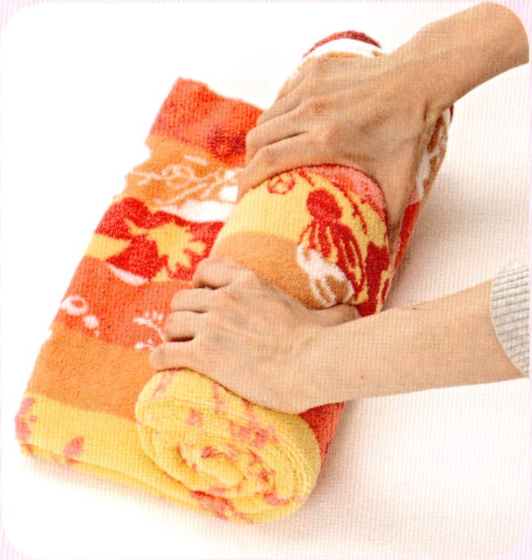

3 太さは均等に

タオルがずれたり横にはみ出したりしないよう、注意しながら最後まで力を入れて巻く。枕の直径は 10 ～ 12cm がベスト。実際に寝てみて、腰が痛いようなら、薄手のタオルで作るとよい。

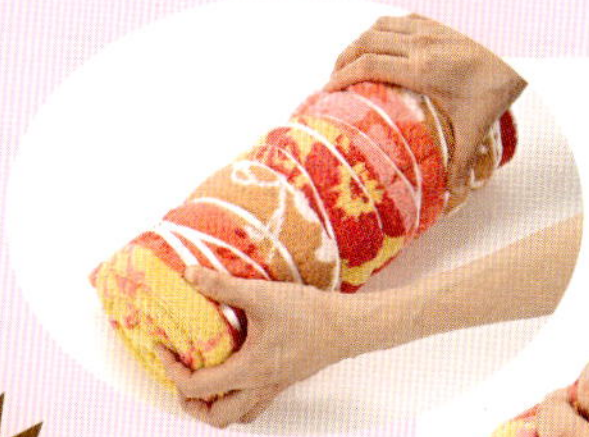

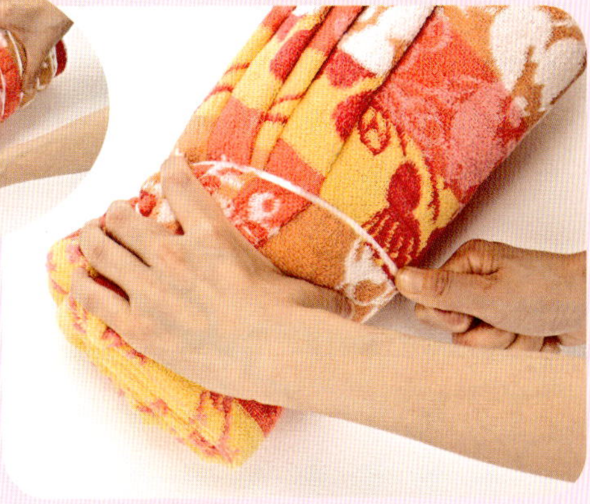

4 ビニールひもで縛る

ひもは、巻いたタオルの端のほうを 1 ～ 2 巻きしてから、斜めに巻いていく。
向こう端までいったら、交差するようにして全体をしっかり縛り、枕がゆるまないようにひもをきつく結ぶ。

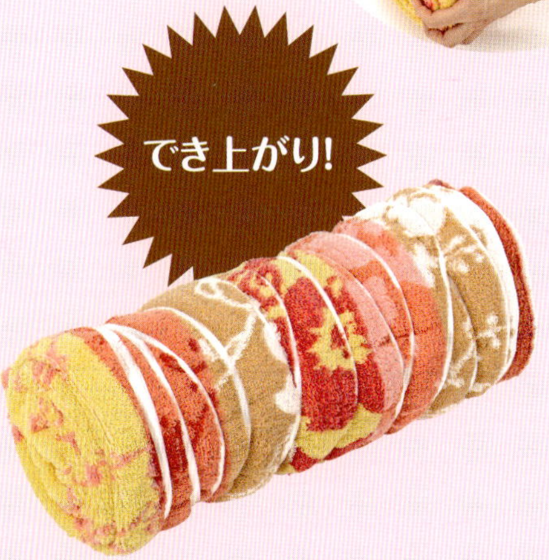

寝るだけダイエット 実践編

1 枕を当てる

腰のところに枕を当てて、寝ることによって体重がかかり、腰が伸びて骨盤を正常な形に戻します。お尻に枕を当てながら上体を倒していく、この方法なら、枕の位置を正しく調整できます。

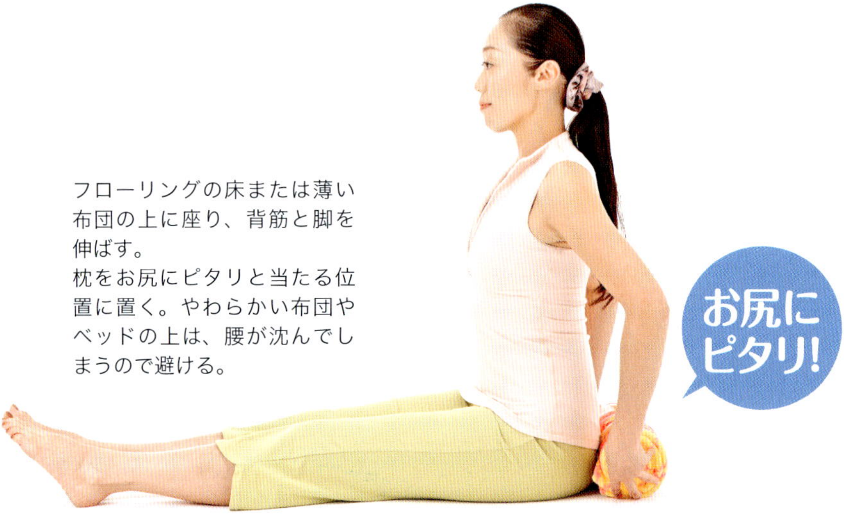

フローリングの床または薄い布団の上に座り、背筋と脚を伸ばす。
枕をお尻にピタリと当たる位置に置く。やわらかい布団やベッドの上は、腰が沈んでしまうので避ける。

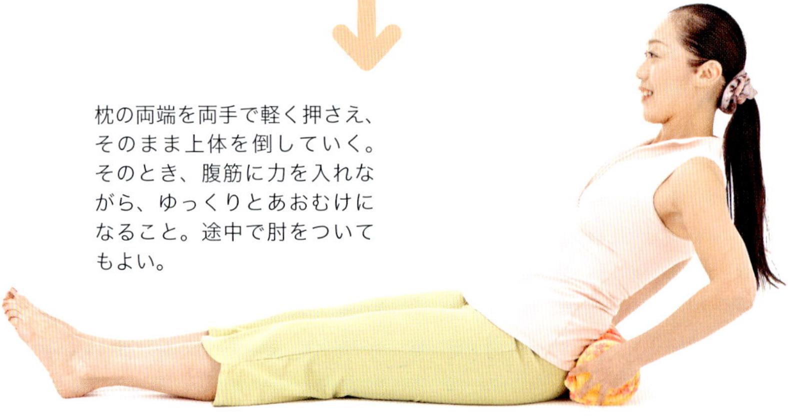

枕の両端を両手で軽く押さえ、そのまま上体を倒していく。そのとき、腹筋に力を入れながら、ゆっくりとあおむけになること。途中で肘をついてもよい。

2 寝る

枕の上にのびのびと寝るだけで、自然に腰が伸びた状態になります。力を抜いてリラックスしましょう。身体が硬い人は、ちょっと痛みを感じるかもしれません。その場合は枕を少し低くしましょう。

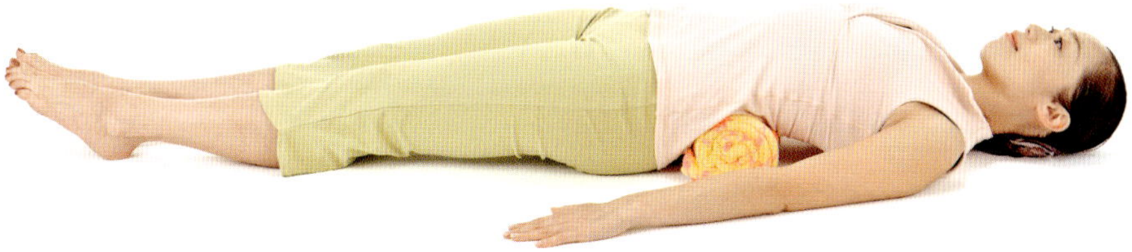

あおむけになるとき、枕が腰の位置にくるように調節する。完全にあおむけになったら、一度おなかをギュッとへこませる。そうすると、内臓が押し上げられる。

枕は
おへその
真下

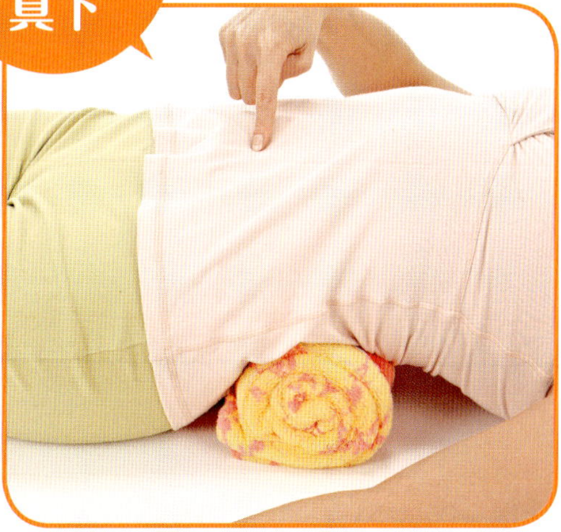

枕の位置は、ウエストラインの少し下、おへその真下にくるのがベスト。
枕に体重をかけることによって、骨盤の広い部分に適度な圧力がかかり、背骨も伸びる。

3 足はハの字

骨盤は身体の中心にあって、下半身ともつながっています。枕を腰に当てて寝た状態で、足先をクッと内側に向けると、腰から下の骨格が内側に向いて、骨盤も引き締まります。

あおむけに寝たら、足は肩幅くらいに開いて力を抜く。
すると、足はもっと広がって足先が外を向く。
このままだと、骨盤が開いた状態なので、足先を閉じる。

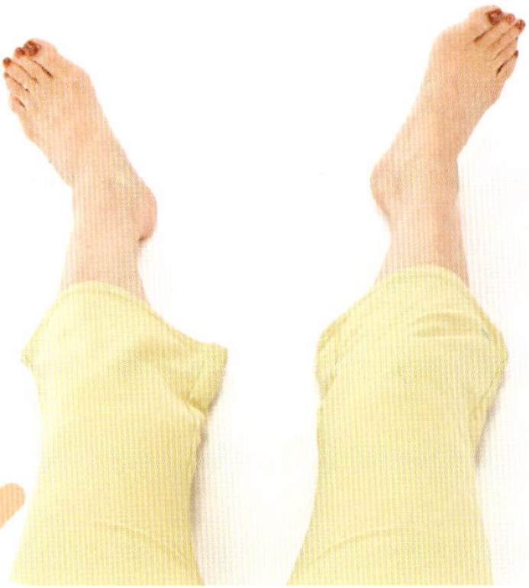

親指をくっつけてハの字に

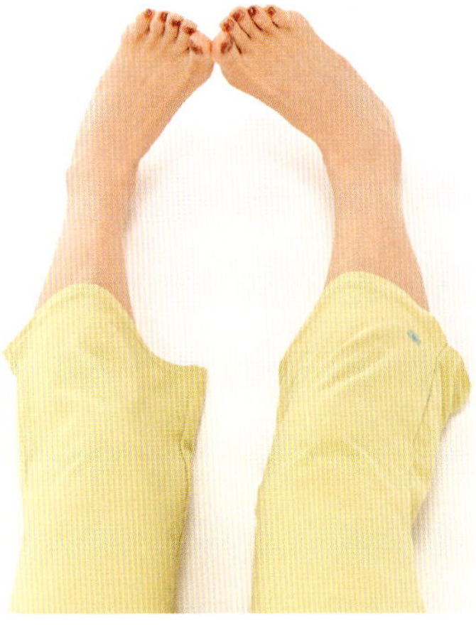

左右の足の親指を合わせて、ハの字の形にすると、下半身の骨格が締まっていく。
ハの字の形をキープするのがつらいようなら、ときどき力を抜いて休んでもOK。

4 腕はバンザイ

骨盤が開いていたら、肋骨など上半身の骨格も開いています。両手を上げてバンザイの形にすると、背骨が伸びるとともに上半身の骨格も締まります。両手を合わせると、さらに効果的。

両腕を頭の上までグーッと上げ、できるだけ伸ばしてバンザイの形にする。
このとき、手のひらを下に向けて床に指をつけるようにすると、肘が身体の内側に入る。

さらに、両手の小指どうしをくっつけると、より腕が伸びて、上半身の骨格が引き締まる。
なかでも肋骨の広がりが矯正でき、やっているうちに胃も引き締まる。

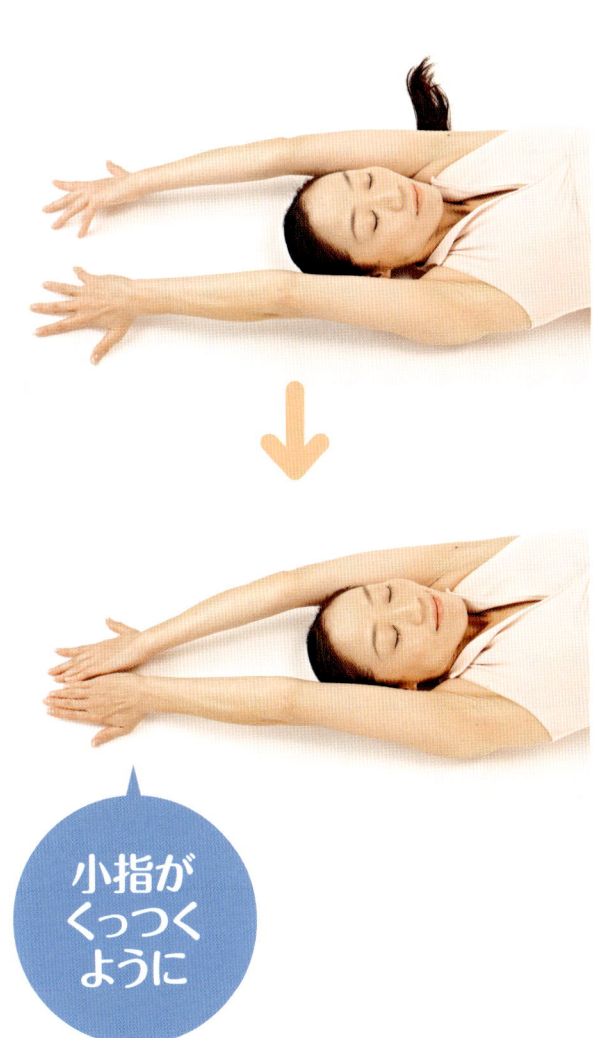

小指がくっつくように

5 そのまま5分間寝る

枕を腰の位置に当てたままあおむけに寝て、手と足を十分に伸ばしたら、そのまま5分間キープ。背骨がグーンと伸びて、手足の骨格も内側に向き、骨盤がキュッと引き締まります。1日最低1回5分間を基本にして、回数を増やしてもＯＫです。

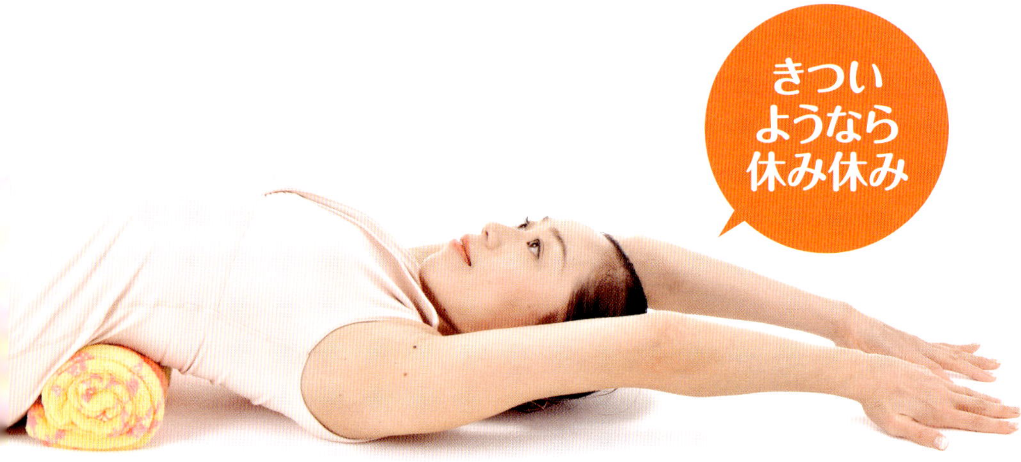

POINT

腰や背骨が痛くなかったら1回の時間を延長してもよい。痛みが気になるようであれば途中で止めてもよく、1回1～2分にしたり、枕を低くするなどの工夫で、徐々に慣らしていく。

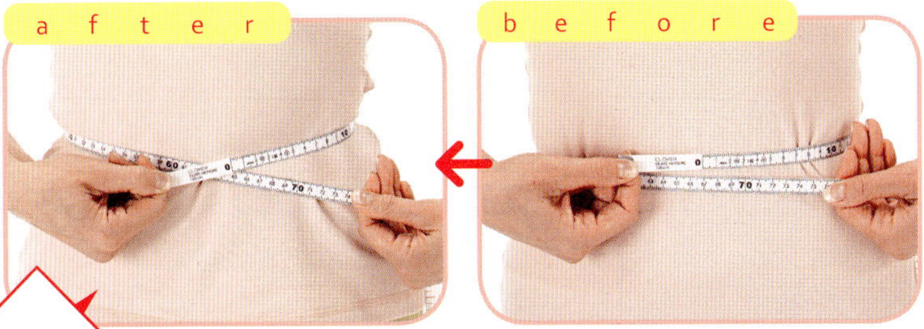

−2cm!

1回5分間、寝るだけでウエストが−2cm。人によっては6〜7cm 細くなることも。続けていれば、引き締まった状態が定着する。

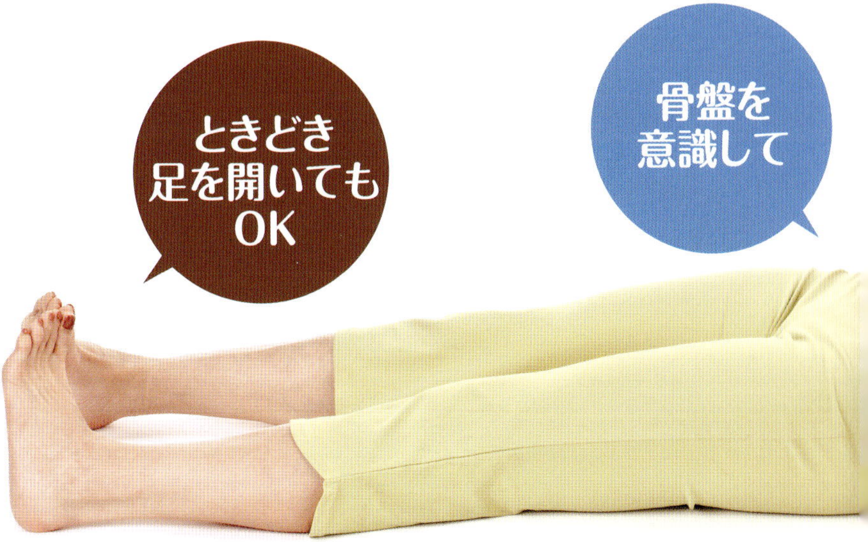

起き上がるときは

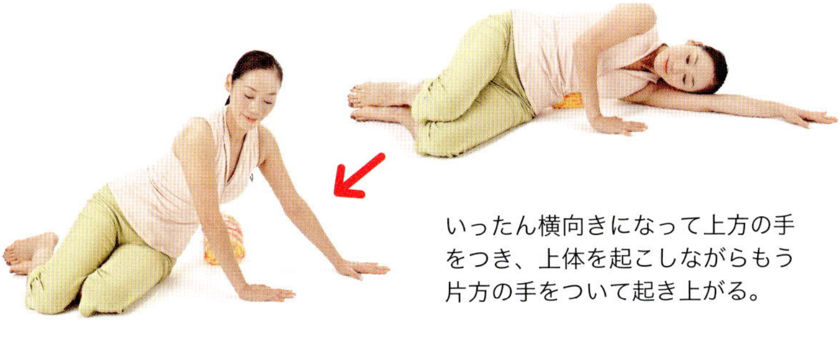

いったん横向きになって上方の手をつき、上体を起こしながらもう片方の手をついて起き上がる。

寝るだけダイエット 応用編

Style UP!

スタイルアップ！

＊＊＊

骨盤矯正に加え、気になる部分を引き締めて、全体的にバランスのとれたスタイルになりたい！　そんな方は、枕の使い方を一工夫した「部分やせ」を試してみましょう。

2〜3分間キープ

3 下の腕と足先を伸ばす

下側の腕は手のひらを床につけて、まっすぐに伸ばす。足先もまっすぐに伸ばし、両脚を重ねる。
下側の側面が伸びているのを感じながら、２〜３分間キープ。反対側も同様にする。

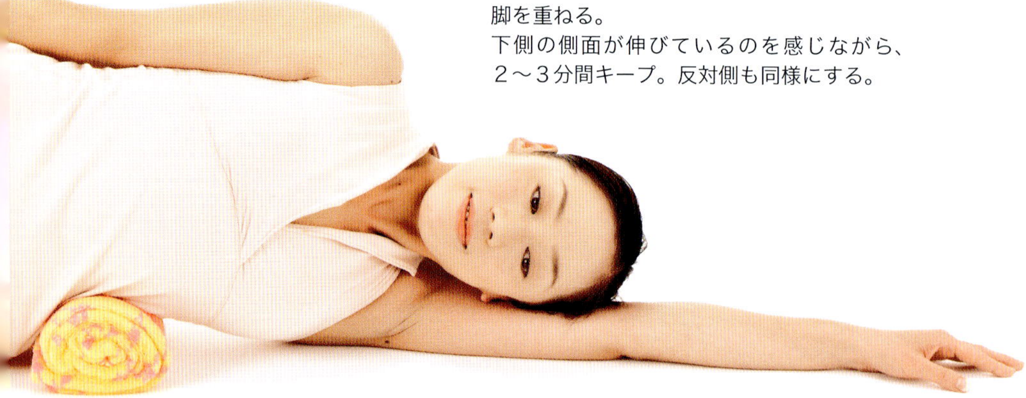

Wakibara

わき腹やせ

腰のくびれがないのは、わき腹に余分な肉がついているから。わき腹に枕を当てて、２〜３分横になっているだけで、効果てきめん！必ず、両わきともやってください。

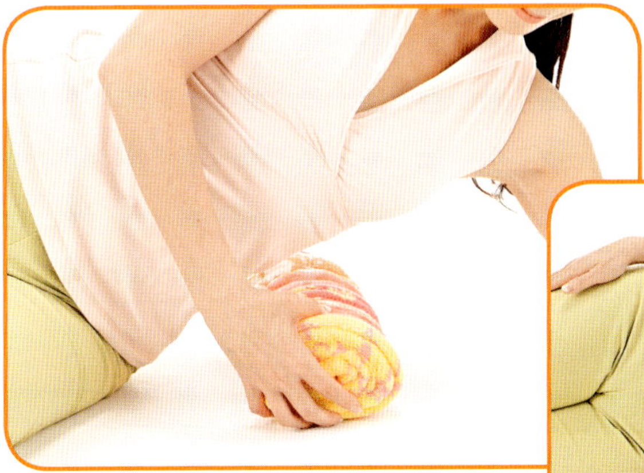

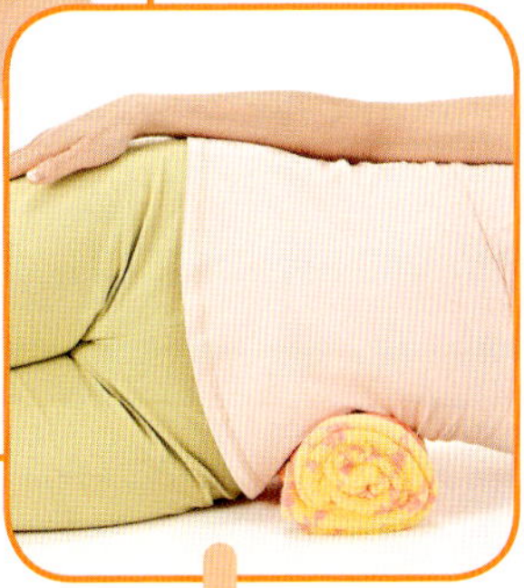

1 枕はわき腹に

身体を横にして、上のほうの手で枕を腰のくびれの位置におく。
下のほうの手は床について身体を支える。そのまま下の腕を伸ばしていき、横になる。

2

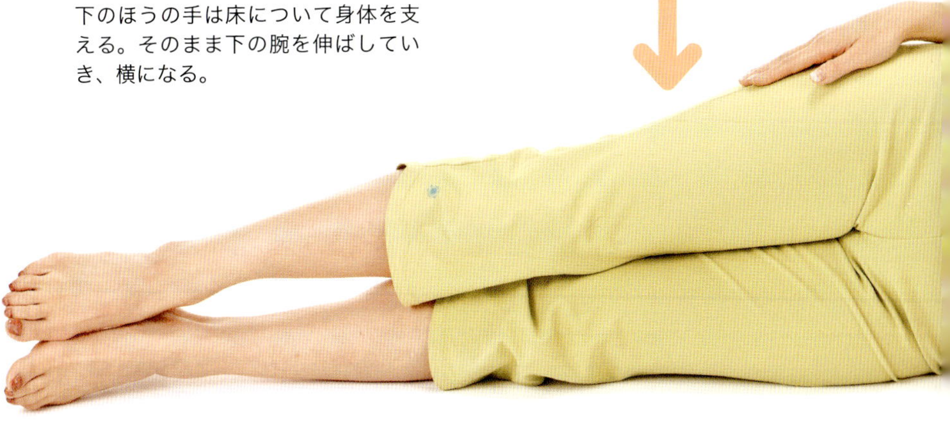

K u b i r e

くびれ作り

くびれがないのは、わき腹の肉のせいだけでなく、骨盤のゆるみで、内臓が下がっている可能性もあります。枕の位置を少し上げて肋骨を引き締め、内臓を押し上げ、くびれを作ります。

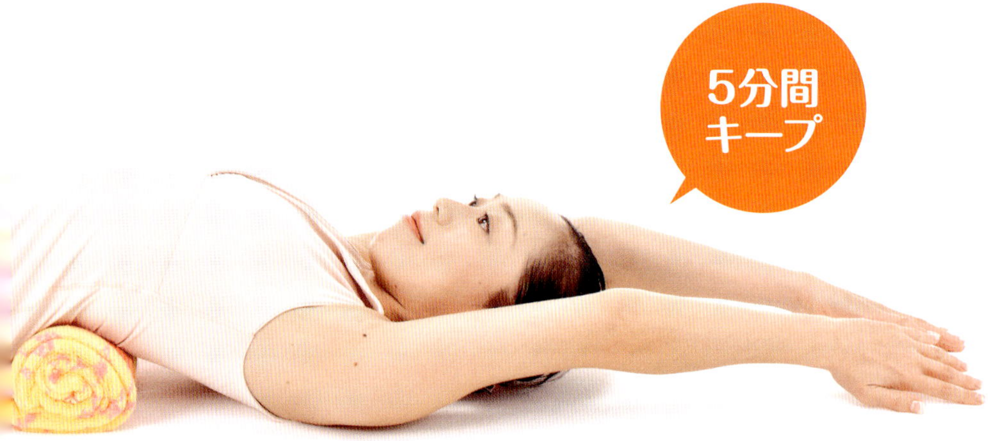

2 手のひらを床に向ける

両手はできるだけまっすぐに伸ばし、手のひらを床に向ける。
足先はハの字にする。枕にかかる体重で肋骨が引き締まり、胃や肝臓が押し上げられ、ウエストまわりがサイズダウン。

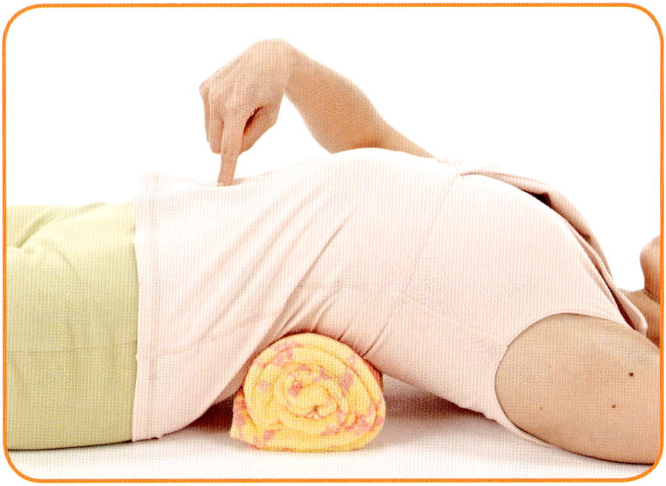

1 枕はおへその下の少し上に

枕は基本のポーズのときよりやや上にずらして。おへその真下より少し上の、肋骨のいちばん下の骨に枕の中心がくるように置く。そのままあおむけに寝て、両手と両脚を伸ばす。

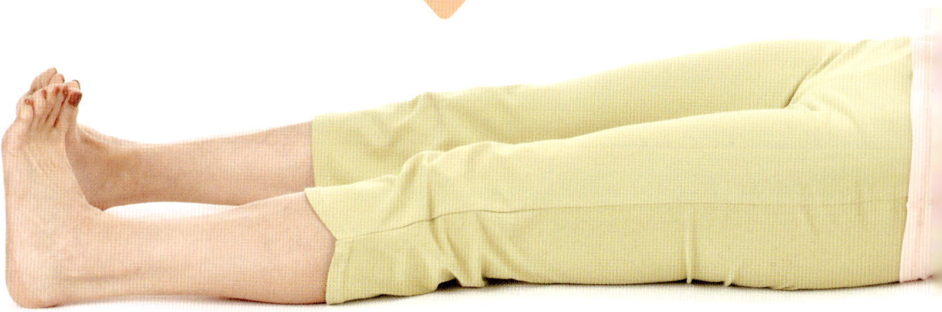

F u t o m o m o

太ももやせ

骨盤が広がっていると、股関節や脚の骨も外側に開いていき、外側に肉がついた感じになって太く見えます。骨盤と脚の骨を引き締め、ほっそりした美脚をめざしましょう！

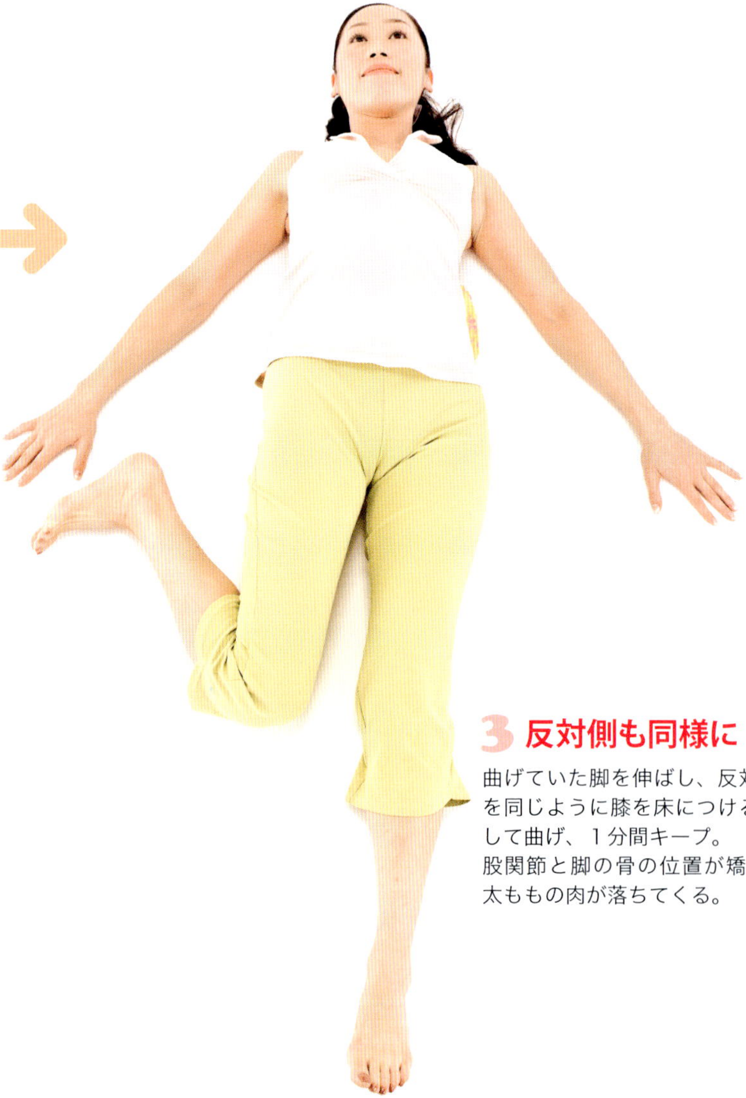

3 反対側も同様に

曲げていた脚を伸ばし、反対側の脚を同じように膝を床につけるようにして曲げ、１分間キープ。
股関節と脚の骨の位置が矯正され、太ももの肉が落ちてくる。

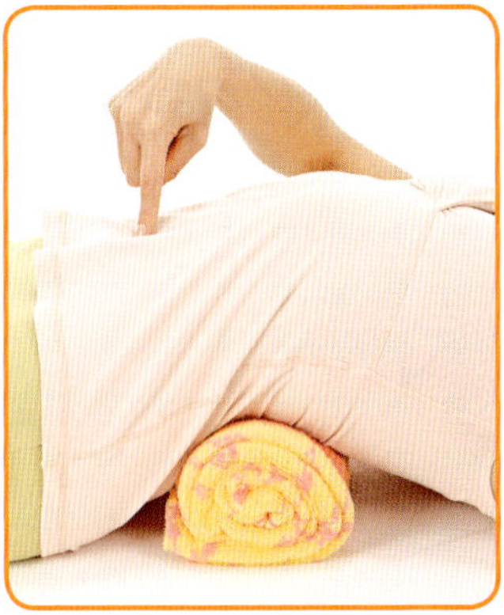

1 枕はウエストあたりに

枕はくびれ作りと同じく、へその真下より少し上に置く。
そのままゆっくり上体を倒し、あおむけに寝る。手は自然に身体に沿ってのばし、身体から20～30cm離す。

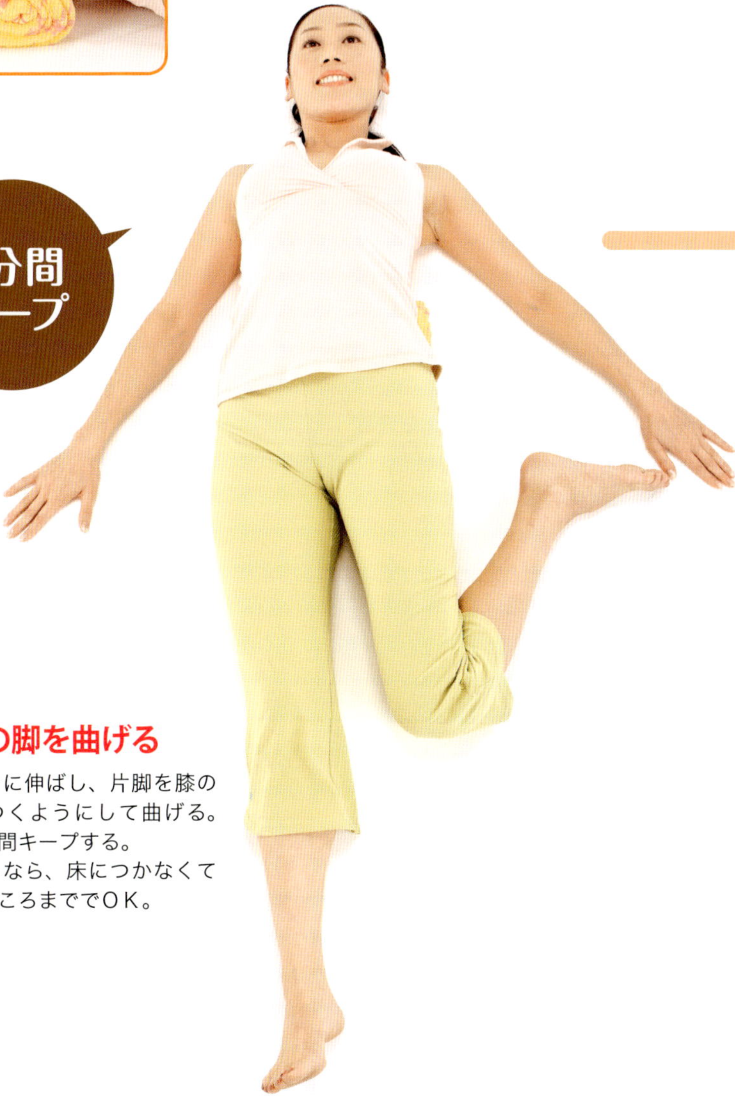

2 片方の脚を曲げる

脚はまっすぐに伸ばし、片脚を膝の内側が床につくようにして曲げる。
そのまま1分間キープする。
膝が痛むようなら、床につかなくても、できるところまででOK。

Hip up

ヒップアップ

骨盤の動きを調節する恥骨に、適度な圧を加えながらお尻のたるみを引き締めます。うつぶせ姿勢のエクササイズなので、あおむけのときと違う、身体の裏側の筋肉を動かすことができます。

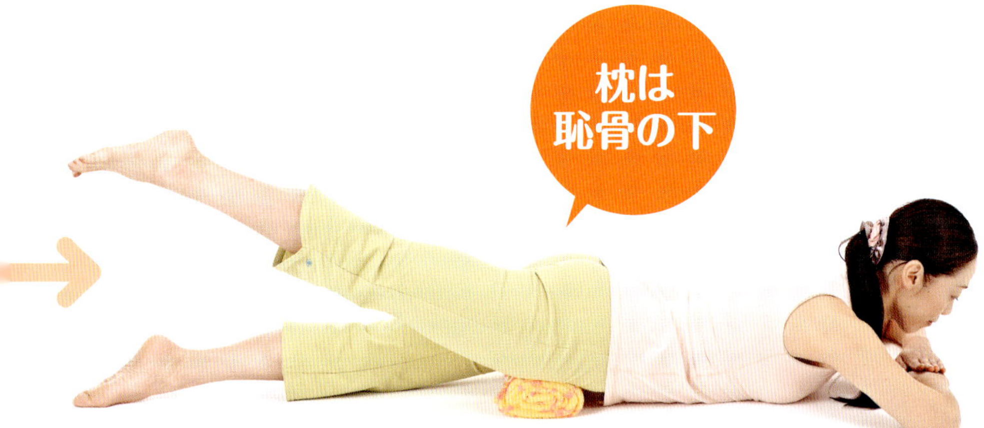

3 脚を伸ばして上げる

さらに、脚を伸ばして、そのまま片脚をもち上げ、10秒ほどキープ。
もう片方の脚も同様にし、交互に数回行なう。
脚を高く上げるほど効果があるが、無理はしないこと。

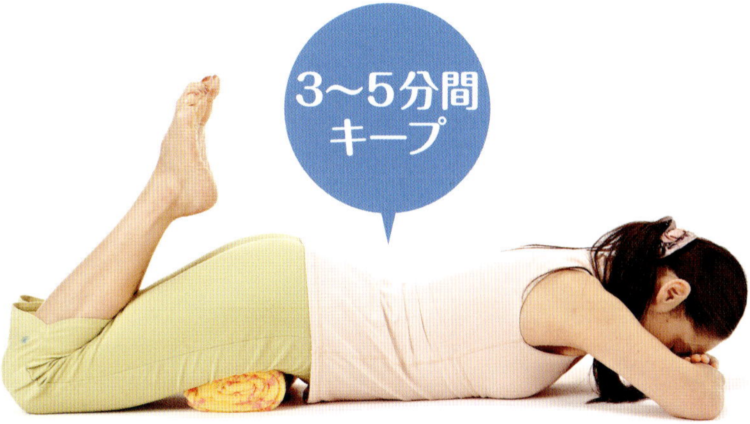

1 うつぶせになって脚を曲げる

枕を恥骨の下、お尻のいちばん高い所の下あたりに入れて、うつぶせになる。
腕は顔の下に入れ、両脚を折り曲げる。ふくらはぎをももにつけるようにして、3〜5分間キープ。

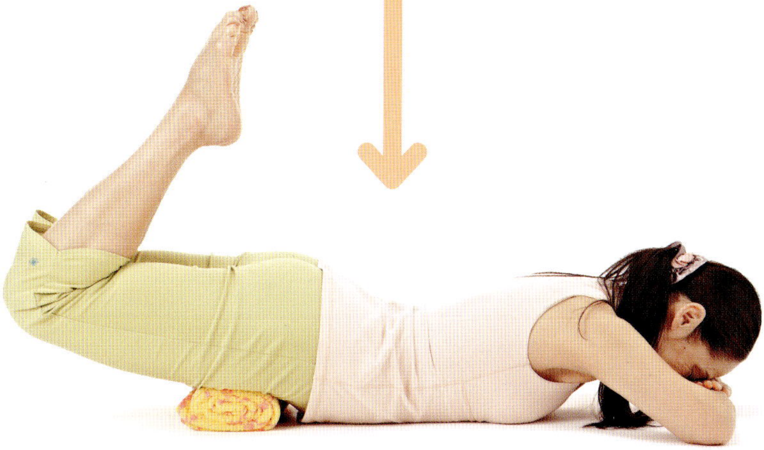

2 膝を浮かすとより効果的

そのまま膝を上げ、できるところまで床から離していく。こうすると、太ももの裏側からお尻にかけての筋肉と腹筋が引き締まって、いっそう効果がある。

体の不調にも効く!

骨盤が引き締まって正しい位置に収まれば、スリムになるだけでなく、身体のさまざまなトラブルを改善。精神面でもプラスに働きます。

Katakori & Yotsu

肩こりや腰痛

自分でマッサージすることが難しい肩や腰も、枕を使えば上手にこりをほぐしてくれます。身体の骨格はつながっているので、腰、背筋、胸を同時に伸ばすことによって、肩こりも腰痛もラクになります。

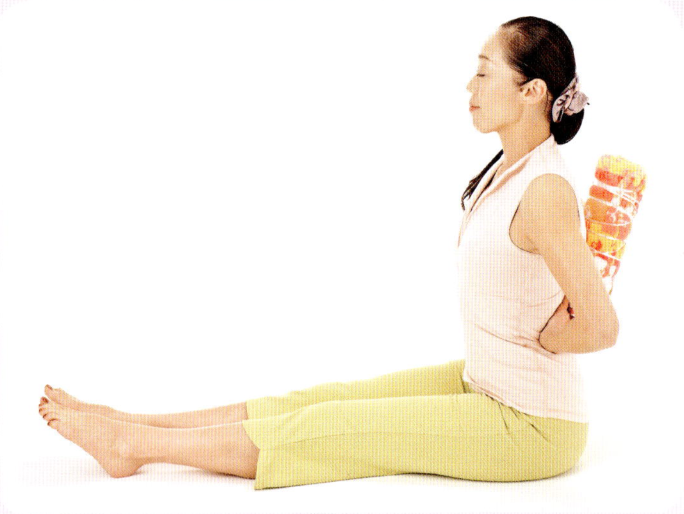

1 背筋の中央に枕を縦に当てる

床に座って脚と背筋を伸ばし、背中に枕を縦に当てる。
枕が左右の肩甲骨のちょうど間にくるように調整し、枕の下のほうをもって、位置を固定する。

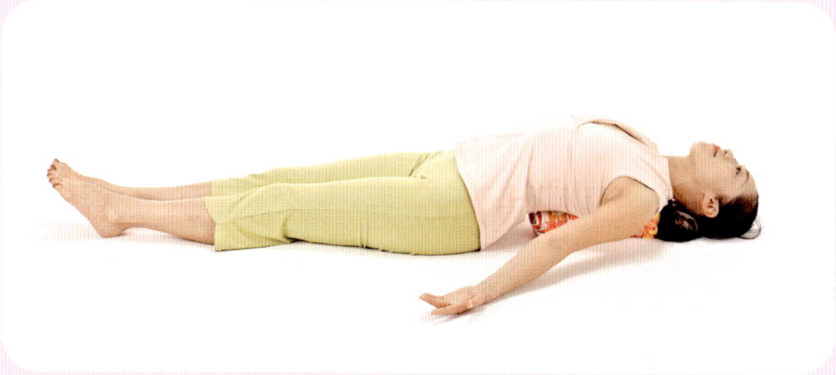

2 そのまま上体を倒す

上体を倒していき、枕から手を離す。手は自然に横に開き、しばらくその姿勢をキープ。背骨が伸びて気持ちよく感じる。
脚は自然に伸ばしておく。

3～5分間キープ

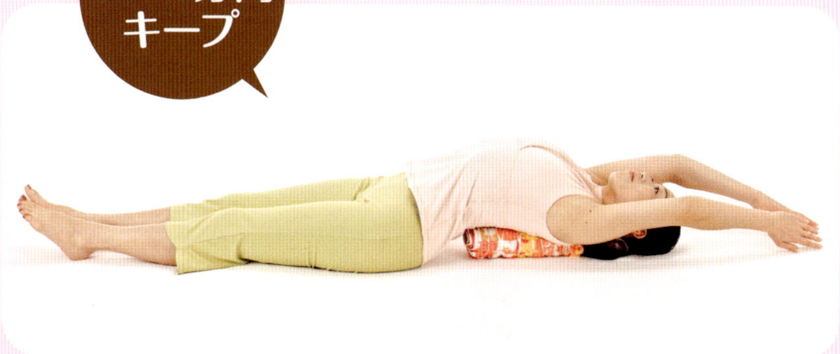

3 腕をバンザイの形に

両手を上げて伸ばし、手のひらを床に向けてバンザイの形で3～5分間キープ。胸の筋肉が伸びて腰や肩の筋肉もほぐれてくる。二の腕シェイプにも効き目が。

健康・美容効果もいろいろ

Benpi

便秘

骨盤を締めることによって、下がった腸がもち上がり、スムーズな働きに

腸は骨盤にもっとも近い位置にあります。その腸内に便がたまっている状態が便秘です。骨盤がゆがんでいたり、広がっていると、腸はねじれたり、下がってきたりして、働きが鈍くなり、便秘がちになります。

骨盤をキュッと引き締め、腸の位置を正しましょう。やっているうちにおなかがスッキリしてきて、便秘解消の快適さが実感できるはず。

Hadaare

肌荒れ

恥骨のずれを直して、ホルモンバランスを改善

ホルモンバランスがくずれると、肌が荒れたり、吹き出ものやニキビの原因に。実はこれには、骨盤の前部にある恥骨が関係しているのです。

骨盤の広がりやゆがみを正して、恥骨を正しい位置に収めれば、ホルモンバランスが正常に戻ります。すると、肌の調子もよくなり、ツヤやなめらかさが蘇ります！

Tsukare

疲れやすさ

背骨のゆがみを正し、内臓の働きを戻せば、元気になれる

内臓の働きが不調だと、消化吸収能力が衰えたり、代謝がスムーズにいかなかったりして、さまざまな不具合が生じます。とくに、肝臓や腸の解毒作用や老廃物を排出する作用が弱まると、老廃物が体内にたまって疲労感が強くなります。

内臓の働きをよくするには、背骨から伸びている神経を圧迫しないこと。それには、骨盤を引き締め、背骨のゆがみを正すことが第一です。

Mukumi

むくみ

小腸と腎臓の働きをよくして、水分代謝を促します

体内の水分を濾過し、余分な水分を尿として排出するのが腎臓です。腎臓は冷えに弱く、冷えると水分代謝の機能がうまく働きません。

一方、小腸は体内で生産した熱を全身にまわす役割があります。小腸は骨盤の内側にありますから、骨盤をきちんと整え、小腸の働きをよくすれば身体を冷えから守ります。身体が温まれば、腎臓の機能も高まり、結果的にむくみが解消できるのです。

Kahunsho

花粉症

腸の位置を正常にして、免疫力をアップ！花粉症にもうれしい効果が

アレルギー反応の一つである花粉症は、免疫機能が抗体に対して、過剰反応を起こすことによって生じます。この免疫機能は腸の状態によって左右され、腸が健康であれば免疫力も上がります。

骨盤が広がり、腸の位置が下がったりしていると、逆に免疫力はダウン。まずは骨盤を引き締め、腸の位置を戻して、腸の調子を整えること。いい状態が続けば、花粉症も軽くなる可能性大です。

心の不調にも効く！

「寝るだけダイエット」によって骨盤を引き締め、ゆがみを正せば、精神面での不調にも、期待以上の改善効果がみられます。

憂うつ 脳にまで影響を及ぼす、仙骨のゆがみを直して気分晴ればれ

背骨を下にたどっていくと、骨盤の中心にある仙骨《せんこつ》にぶつかります。この仙骨は背骨と頭蓋骨を支えている重要な骨。仙骨がゆがむと、背骨を通って頭の骨にまで影響を及ぼし、脳にもトラブルが生じます。

とくにこれといった原因がなく、なんとなく憂うつな気分になる人は、骨盤矯正をやってみましょう。仙骨のゆがみがとれ、脳によい影響を与えて、気分も上向きになります。

不定愁訴 複合的なつらい症状には、仙骨を正して自律神経を正常に

原因不明の不調といえば、頭が痛い、身体がだるい、気分が落ち込むなどの全身症状があらわれる、不定愁訴が挙げられます。更年期によく見られますが、これは自律神経の乱れが関与しているといわれています。

背骨の下方にある仙骨は、多岐にわたる神経とつながっているので、自律神経にも当然、影響を及ぼします。

仙骨のゆがみを正す骨盤矯正で、自律神経が正常に働けば、辛い症状が軽減される可能性があります。

イライラ 骨盤矯正で肝臓を元気にすれば、おだやかな気持ちに

東洋医学では、内臓のそれぞれの調子は、性格にも影響を及ぼすと考えられ、肝臓が悪い人は怒りっぽい傾向があるといわれています。イライラしているときは、肝臓の調子を疑ってみてもいいでしょう。

逆に、肝臓の働きがよければ、気持ちが落ち着き、おだやかでいられます。それにはやはり、骨盤を引き締めて、下がっている肝臓の位置を戻したり、ゆがみを矯正するのが近道です。

神様の骨といわれる仙骨は、いろいろな情報の発信基地

骨盤の中心にある仙骨は、「仙人の骨」と書くほど神がかり的な骨。「神様の骨」ともいわれています。交通事故などで骨が破壊されると、セラミックなどの人工骨で代用しますが、仙骨だけは代用が効かないそうです。

細かく見ると、8つの骨からできているので、微妙に動いているのかもしれません。そして、そこに頭脳があるのではないかと思うほど、さまざまな情報を発信しており、一説によると、音を聴くこともできるそうです。

仙骨の先にあるのが尾骨です、強く尻もちをつくと、頭までズキンと痛むことがありますが、それは尾骨から出ている神経が脳まで通っているからです。仙骨や尾骨がいかに大事か、骨盤のなかでも要となる骨だということがわかります。

~しながら、やせたいなら

「座ったまま」でもダイエット

仕事をしながら、読書をしながらでも、「寝るだけダイエット」と同じ効果が！要は、背筋を伸ばすと骨盤が締まるということ。座ったままだと「部分やせ」も簡単に、効率よくできます。

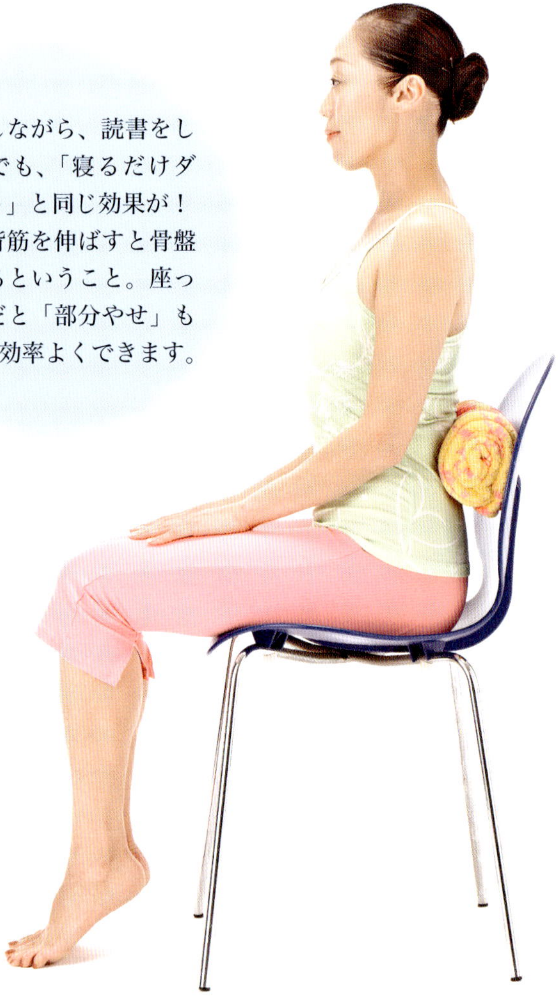

背骨を伸ばし、自然なカーブを描くようにすれば、「座るだけ」でも骨盤矯正ができる

ふだんの生活では、立っているか、座っているかの、どちらかの姿勢でいるのがほとんどではないでしょうか。そのとき、つい前かがみになってはいませんか？**背中を丸めた姿勢を続けていると、骨盤は確実に広がり、肋骨も広がって、内臓の働きに悪影響を及ぼします。**その広がりを矯正するために、「寝るだけダイエット」を紹介したわけですが、座ったままでも、同じ骨盤矯正枕を使ったエクササイズで、同様の効果が得られます。

やり方はとても簡単。枕を背中に入れると背骨が伸びて、自然なカーブを描きます。このとき、骨盤は締まった状態になり、固まっていた筋肉もほぐれます。すると、内臓の働きがよくなり、全身が活性化されて、新陳代謝もよくなり、やせやすい身体になっていくのです。

とくに、**デスクワークが多い方、パソコンと向き合う時間が長い方にはおすすめのこの方法、枕の当て方で、部分やせができるのも、大きなメリット**です。

基本の座り方

椅子に座ったまま、枕を腰に当てるだけで、背筋がスーッと伸び、骨格が整います。骨盤の位置も正しくなって引き締まるので、内臓の働きがよくなります。

腰を伸ばす

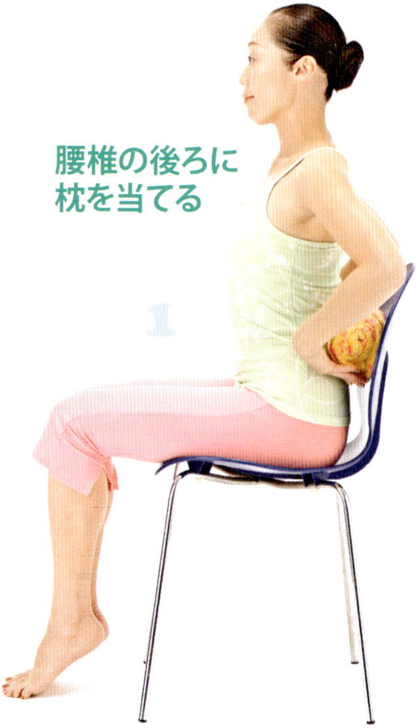

背もたれのある椅子に深く腰かけ、ウエストの後ろにある背骨の腰椎のところに枕を入れる。
顔はまっすぐ正面を向き、脚もまっすぐに下ろして、両膝はくっつける。

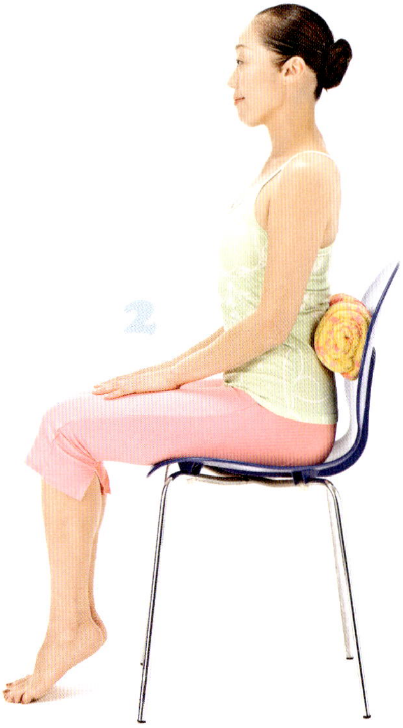

すると、姿勢がよくなって背骨が伸び、横から見たとき自然なS字カーブを描く。
上体をやや後ろにそらすようにすると、腰に枕の圧がかかり、背骨も骨盤も矯正される。

お尻のほうへ枕を移動する

3

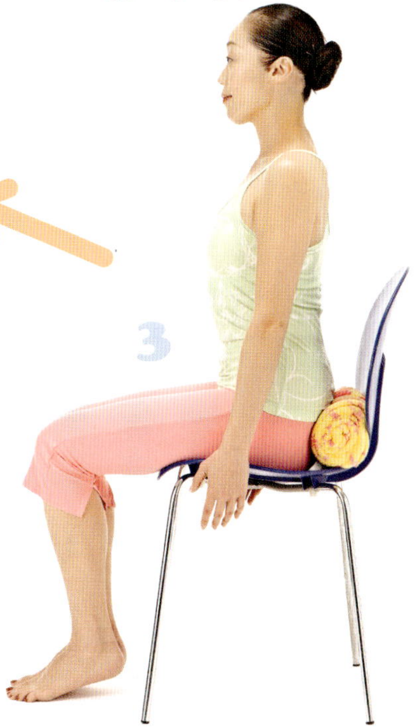

次に、お尻と椅子の背もたれの間に枕を入れる。
今度は枕に頼らず、背骨を自分で伸ばしてしばらくキープ。
上体を少し後ろにそらし、骨盤の仙骨あたりに枕で圧をかけ、引き締める。

膝の下に枕を入れ、背筋を伸ばす

4

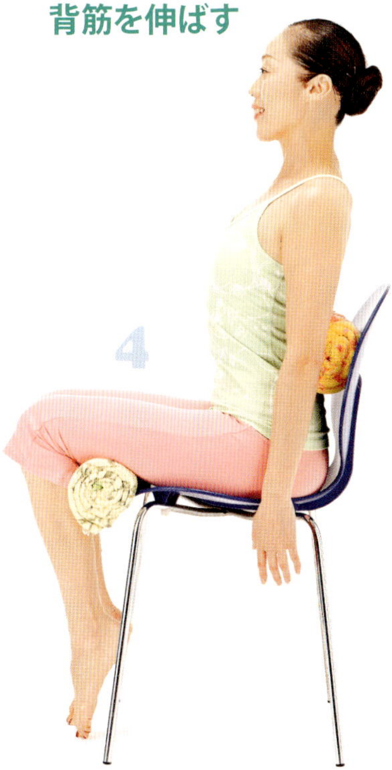

枕を腰椎のほうへ戻し、膝の裏側にもう1個、枕を入れる。
すると、脚が水平に上がり、自然に上体が後ろにそって、いっそう姿勢が正しくなる。
おなかにも力が入って引き締まる。

基本の座り方で背筋が伸びたら、ついでにわき腹を引き締める動作をやりましょう。座ったまま、左右に傾けたり、ねじったりするだけで、おなかまわりがすっきりしてきます。デスクワークの合間の運動におすすめ。

ついでに わき腹シェイプ

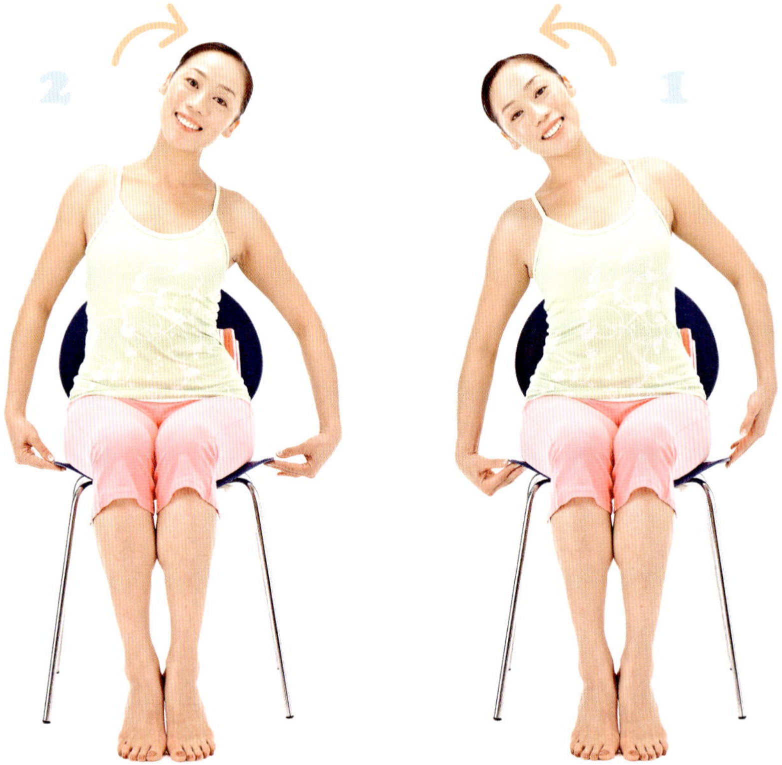

上半身を左右に傾ける

枕を腰の後ろに当て、背筋を伸ばした姿勢で、腰から上をゆっくり右に傾ける。このとき、わき腹が伸びるのを意識して。
しばらくキープしたらゆっくり戻し、今度は左に傾ける。左右1セットで10セットくり返す。

上半身を左右にねじる

正しい姿勢をキープしたまま、左手を右膝にのせ、上半身を右にゆっくりとねじる。
３秒間キープしてゆっくり戻し、左も同様にねじる。これを３セットくらい行なう。腰が温まり、冷えや肩こりの防止にもなる。

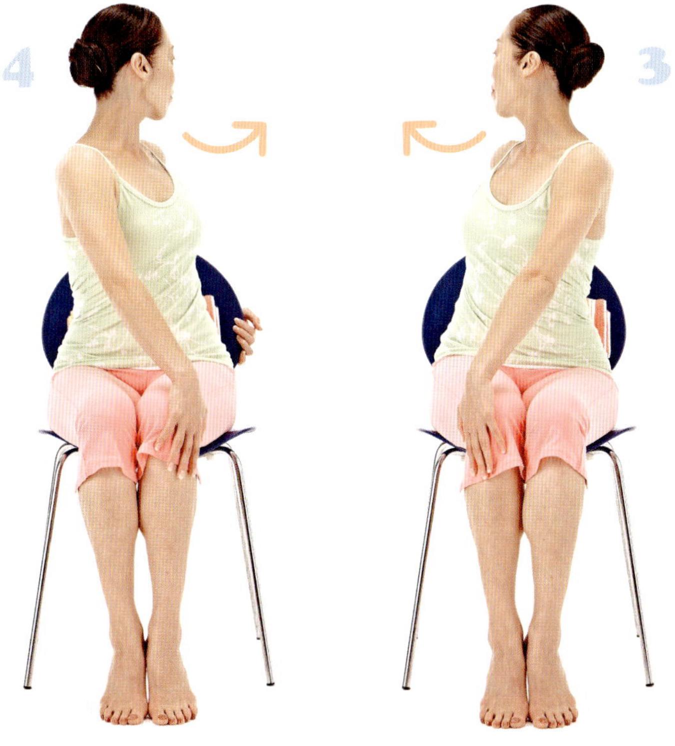

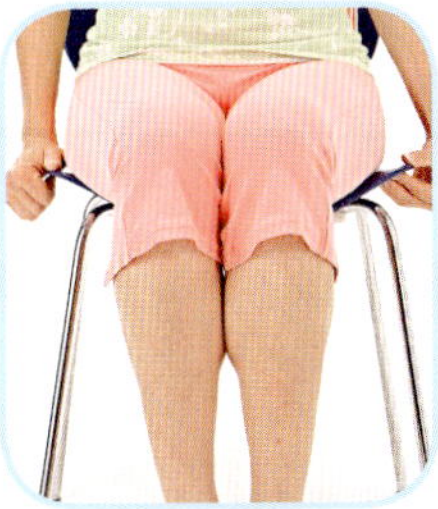

膝をぴったりつけて

両膝をぴったり合わせ、両足のかかとをつけて行なうと、太ももやふくらはぎの筋肉も引き締まる。
きつくなったら、少し開いてやってもよい。

お尻が大きかったり、垂れぎみの人は、やはり骨盤に問題があります。骨盤のいちばん下にある坐骨に、枕で圧を加えることで骨盤の開きを矯正し、引き締めましょう。枕は２個用意します。

お尻引き締め

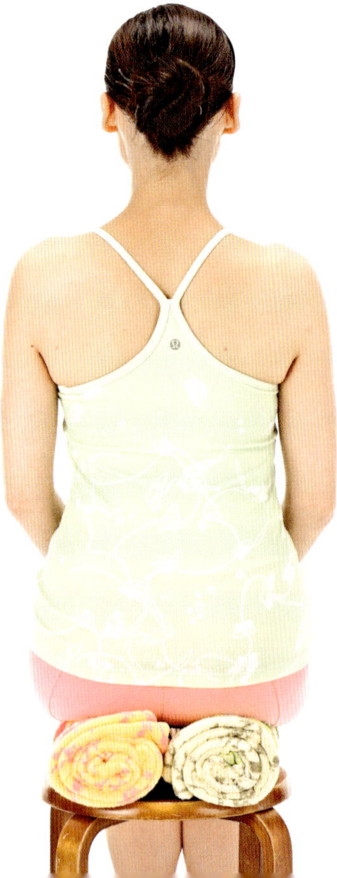

1 お尻の山に枕を2個当てる

お尻の山になる部分に枕が当たるように調整して座る。
背筋を伸ばし、坐骨に枕の圧がかかるのを意識して、２～３分この姿勢をキープ。坐骨と骨盤のゆがみが矯正され、お尻が引き締まる。

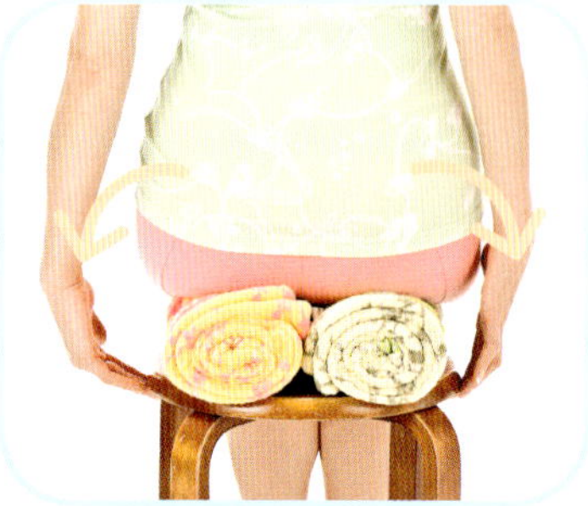

2 左右に傾ける

そのままの姿勢を保ちながら、片側にゆっくり腰から上を傾け、ゆっくり戻したら、反対側も同様に傾ける。
坐骨が少しずつ内側に入り、骨盤も締まってお尻の肉が落ちていく。

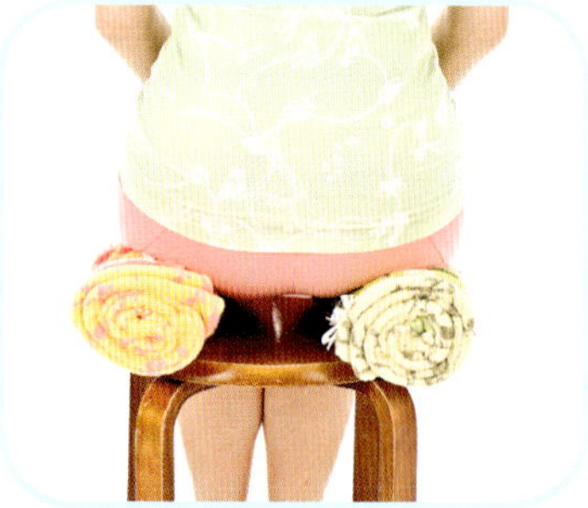

3 枕を少し外側にずらす

坐骨を内側に向けるもう一つの方法。左右のお尻の山の少し外側に枕を当て、姿勢を正して座り、そのまま２～３分キープ。
広がった骨盤が締まり、お尻の肉も締まる。長時間やり続けてもいい。

背筋すっきり

長時間、座ったままで仕事をしていると、いつのまにか背中が丸まってきて、腰痛などの原因に。こんなときは、枕をお尻の下に当てて、背筋をシャキッと伸ばしましょう。続けていれば背中のぜい肉も落ちてきます。

1回30秒ずつ

1 お尻の真下に枕を入れる

お尻の下に枕を1個、横にして入れ、座る。背筋を伸ばすと、自然に上半身が前傾し、腰から背中にかけての骨や筋肉がよく伸びる。
1日何回やってもよく、仕事の空き時間にやると背中のこり防止にも。

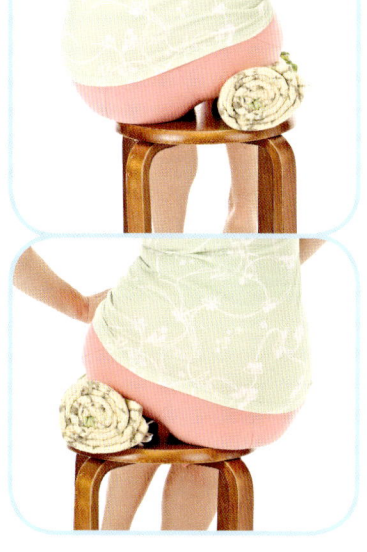

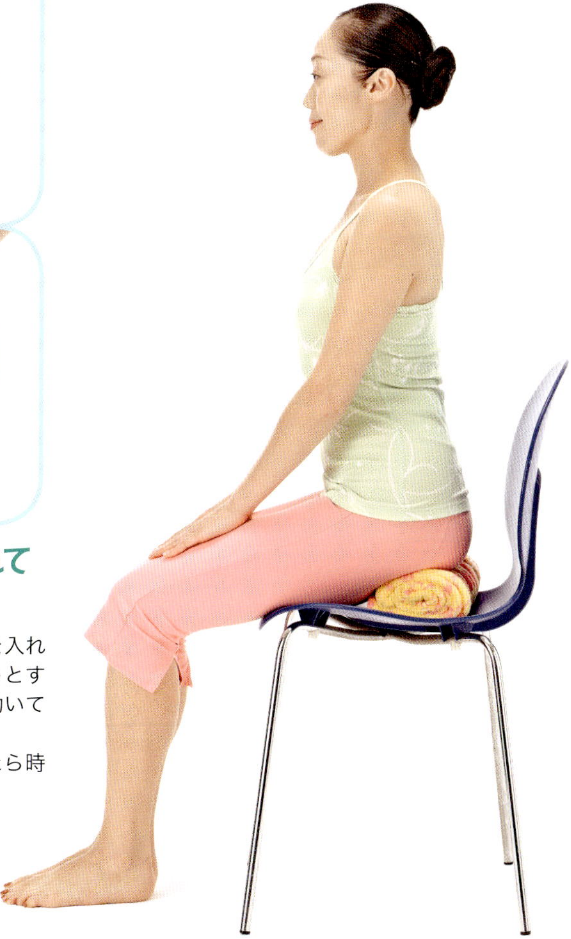

2 坐骨の下に枕を入れて背筋を伸ばす

左右どちらかの坐骨の下に、枕を入れて座る。背筋をまっすぐに保とうとすると、骨盤が中に入り、背骨も動いて矯正される。
左右を30秒ずつ行ない、慣れたら時間を延ばしていく。

美脚

内もも引き締め

使う機会があまりないため、たるみがちなのが内ももの肉。枕をここにはさむことで筋肉を鍛え、スリムになりましょう。テレビを観ながらでもできます。

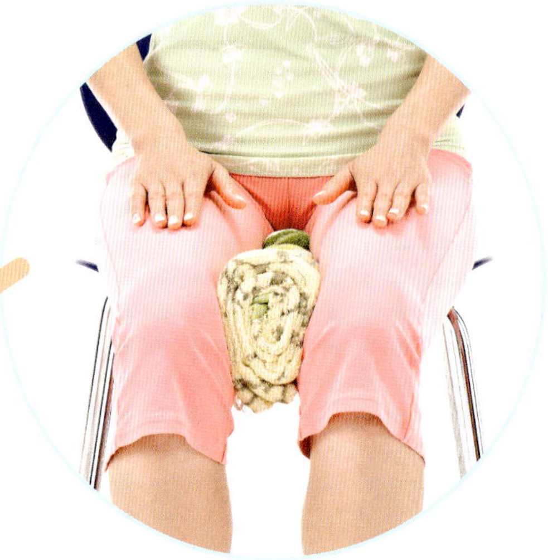

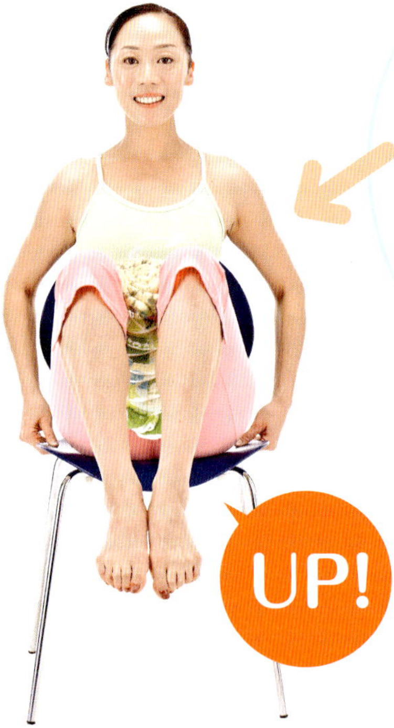

1 内ももで枕をはさむ

ももの内側に枕を縦に入れて、両ももで枕をギュッとはさみ込む。そのまま力を抜かずに２～３分キープ。
１日１回でも効果はあるが、何回やっても、時間を延ばしてもよい。

2 そのままもち上げる

さらに、枕を内ももではさんだまま、脚をもち上げて下ろす動作を10回くらいくり返す。
内ももの筋肉が鍛えられるだけでなく、腹筋にも効き、下半身のトレーニングに。

美脚

外もも引き締め

骨盤が広がっていると、脚の骨も外向きになり、太ももの外側に肉がつきやすくなります。いすに座ったままで、枕で太ももに圧を加え、骨盤と筋肉を引き締めましょう。

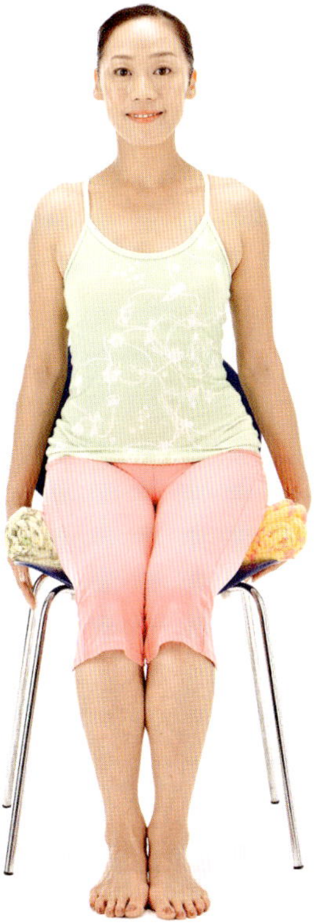

ももの外側に枕を当てる

太ももの外側に枕が当たるようにして椅子に座るだけ。内側に向かって力が働き、筋肉が締まる。何分続けてもいいので仕事中にもおすすめ。枕がずれてきたら調整して。

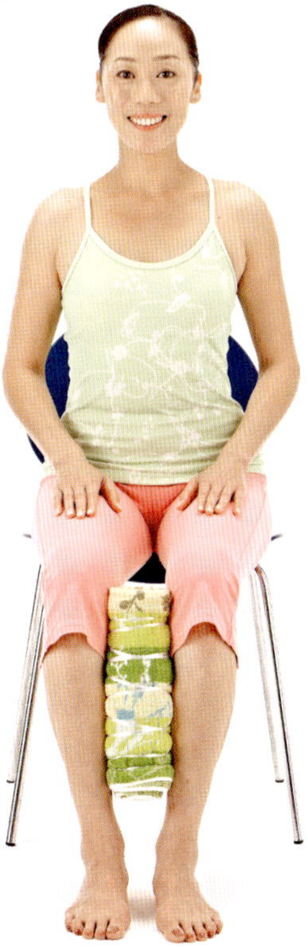

3 枕を縦にはさむ

枕を下にずらして縦にはさみ、両脚でしっかりはさみ込む。
内もも、ふくらはぎにも力が入り、脚の筋肉が鍛えられる。このまま上にもち上げると、さらに効果的。

美脚

ふくらはぎ引き締め

ふくらはぎはむくみやすい場所。ここに枕を使って圧をかけることで、血液やリンパ液の流れをよくし、むくみを解消します。筋肉のこわばりもほぐれ、マッサージのような効果があります。

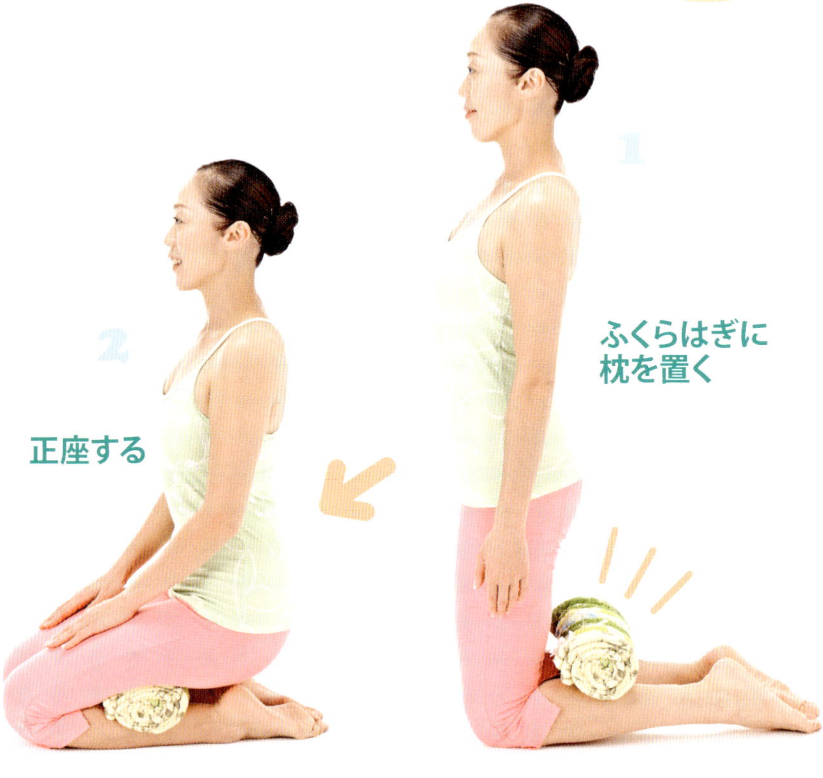

このエクササイズだけは椅子を使わず、床や薄いマット、畳などに座って行なう。
膝から上は直立し、膝から下の脚は床面につけて、ふくらはぎのまん中に枕を置く。

そのままの姿勢で正座をする要領で腰を下ろし、枕に体重をかける。1日1～2回、30秒から始めて1～2分まで延ばしていく。
ふくらはぎに痛みを感じたら、むくんでいる証拠。

美脚

足首引き締め

足首もまた、むくみやすく、太くなりやすい部分。足首に枕を置いて圧をかけ、足首まわりにあるツボを刺激。むくみのほかに、生理痛や生理不順など婦人科系の不調にも効きます。

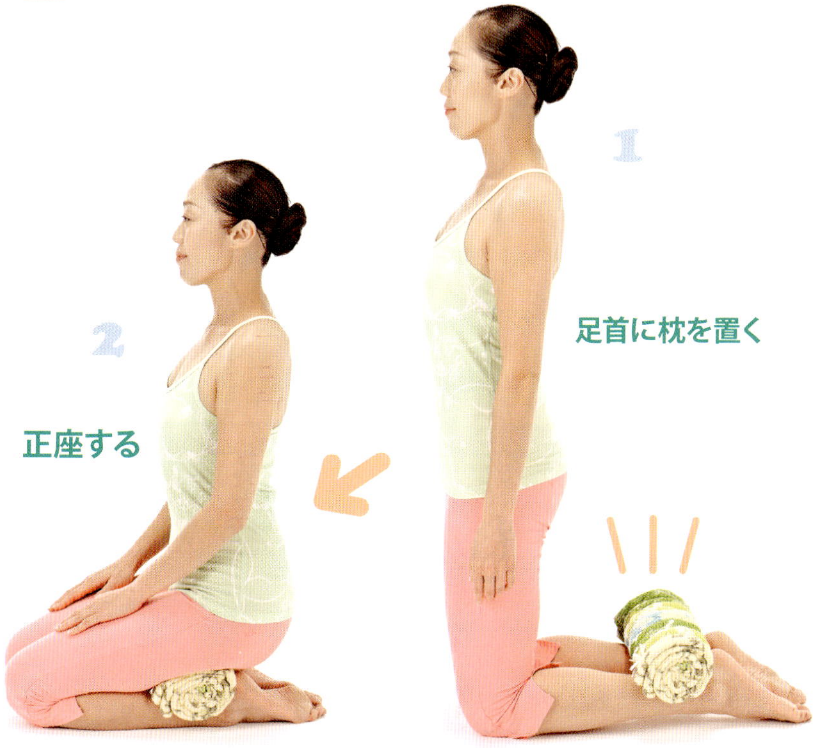

1 足首に枕を置く

ふくらはぎに置いていた枕を下にずらし、足首の上にのせる。足首をまわしたり、もんだりすると温まって、血流やリンパの流れがよくなるが、それと同様の効果が期待できる。

2 正座する

背筋を伸ばしたまま腰を下ろし、枕に体重をかけて圧迫する。少し反動をつけてグッと押すと、足首のツボが刺激されて、むくみ解消に。１日１～２回、30秒～２分程度行なう。

Column

ウエストサイズダウンには、「座って腰をひねる」がもっとも効く

「座るだけ」ダイエットの利点は、仕事で疲れたときに気分転換を兼ねてできること。パソコンのディスプレイをずっと見つめているような人は、30分に1回程度、休憩したほうがいいそうです。そんなときが骨盤矯正のチャンス！　ついでに、ウエストをねじったり、背中を反らしたりすると、おなかに力が入り、インナーマッスルが鍛えられます。

ウエストのところには実は、褐色脂肪組織というものがあり、これは熱を活発に生産する組織。冬眠している動物が春になってむくむと起き上がってくるのは、この褐色脂肪組織が働き出すからだといわれています。

褐色脂肪組織は、ふつうの白色脂肪組織とは違い、腸内で脂肪を分解する物質を作るので、太るもとにはなりません。褐色脂肪組織は主に、腰や首、肩甲骨あたりにあり、年齢とともに減っていきますが、腰をねじったりして刺激していると、鍛えられて増えていきます。増えるとむしろ筋肉が締まってサイズダウンする、というのですから、「座って腰ひねり」をやってみる価値、大いにありです。

「おなかぽっこり」を何とかしたい！

おなかの「こり」をほぐしてダイエット

ダイエットはおなかを健康にすることから。
「おなかぽっこり」が気になったら
自分でできるツボ押し＆マッサージで
おなかのこりをほぐし、
内臓の代謝を活発にしましょう！
おなかの中も見た目も、
すっきりスリムになります。

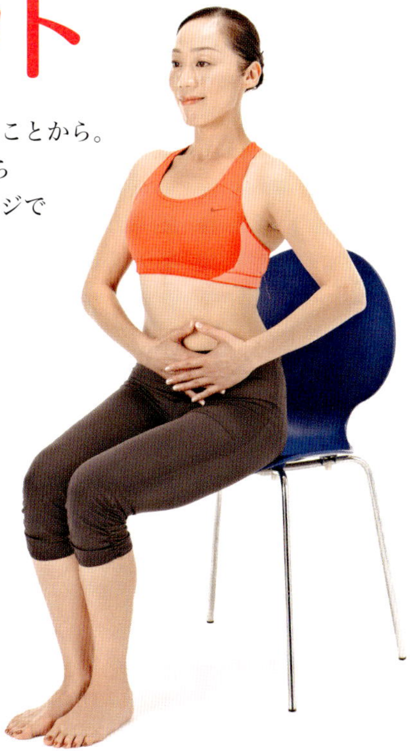

course 2
第２コース

「おなかぽっこり」の原因は、内臓脂肪にあり！

「太っている」と思われる条件には、「おなかがぽっこり出ている」というイメージがつきものです。おなかが出っ張っているため、ウエストのくびれがなくなり、スカートやズボンがパツンパツンにきついようであれば、太って見えても仕方がありません。

ではなぜ、おなかが出っ張るのでしょう。原因はやはり、脂肪のつきすぎです。おなかの上から手でつかめるのは皮下脂肪ですが、問題は、身体の中にある内臓の間にたまった内臓脂肪です。**内臓脂肪が増えすぎると、糖尿病や高血圧などの生活習慣病を引き起こす原因となってしまいます。**

この内臓脂肪は、年齢とともに代謝が悪くなるためにたまりやすくなり、女性よりも男性のほうが蓄積しやすいといわれています。

ダイエットの目的は健康的にやせることですから、内臓の代謝をよくし、内臓脂肪を減らして、内臓を健康な状態にしなければなりません。それが、おなかぽっこりの解消にもつながります。

おなかの「こり」は、内臓に問題が……

東洋医学では診察するときに、脈診といって、脈で身体のどこが弱っているかを診るほかに、おなかをさわる触診で、肝臓や腎臓など、内臓の具合を診ることをよくします。

そのとき、**おなかが硬くなっていたり、しこりがあるような人は、たいてい内臓に問題があります。**そういう場合は、指圧やマッサージでおなかをほぐしてあげるだけでも、血行がよくなり、こりがほぐれてすっきりします。

おなかは、全身の3分の1くらいの血液量がめぐっている場所だといわれています。それくらい活発に機能しているところなので、**おなかが硬くなると血流が滞り、東洋医学でいうところの瘀血《おけつ》症状を呈し、さまざまな病気の引き金になります。**

逆にいえば、日常的におなかをこりのない状態にしておけば、内臓の健康が保たれるというわけです。

どんなおなかの状態が健康なのでしょう？

いいおなか、こりのないおなかとは、どういう状態を言うのでしょう。まず、親指だけでも中の3本指でもいいのですが、指先でおなかをグーッと深く押してみましょう。どこまで押しても痛みがなく、しかも、指を離すとポーンと戻るような弾力があれば、健康的なおなかと言えます。押したときに硬くて、途中でドッキンドッキンと脈を打ったり、痛くてたまらないようなら、内臓のどこかに問題があるのかもしれません。

理想は、赤ちゃんのようなやわらかいおなかです。やわらかいといっても、弾力がないのはダメです。弾力がなく、グニャっとしていたら、気力も体力も衰えてきます。

おなかを押してみよう

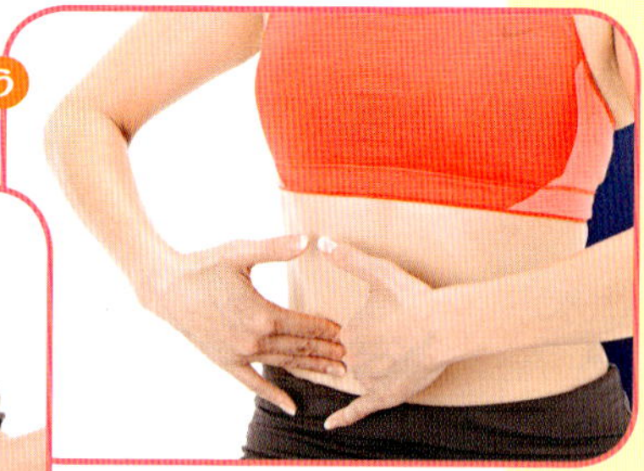

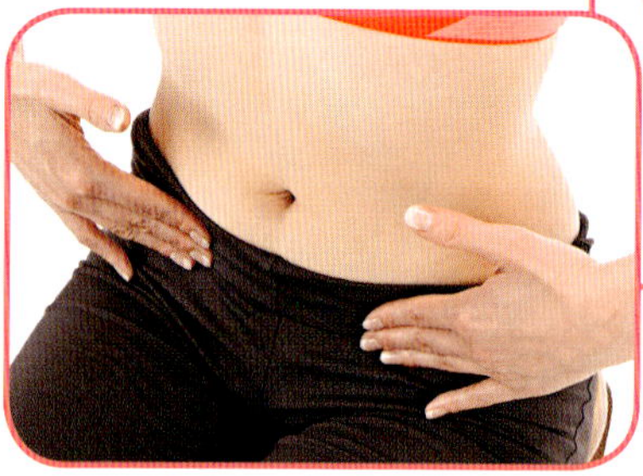

筋肉はやわらかくて弾力があるのが理想

よく、おなかを押さえたときに硬いのは、「腹筋を鍛えているから」という人がいますが、それは違います。筋肉をいくら鍛えていても、力を抜いた状態のときはやわらかいものです。

スポーツ選手を例に挙げると、一流の選手は、やわらかくて弾力のある筋肉をもっています。見た目は筋肉モリモリの選手が、意外に成績がふるわなかったりするし、逆に、イチローみたいにスラッとしていても、豪快なバッティングを見せてくれたりします。

以前、ボクシングのスーパースター、モハメド・アリが来日したとき、「世界一強い男の腕をさわらせてほしい」といって一人の記者が実際にさわってみたら、赤ん坊の腕のようにやわらかくてびっくりしたそうです。でも、アリがちょっと力を入れると、今度は鋼鉄のように硬くなったとか。この極端な差が実は、スポーツ選手として最高の筋肉なのです。

このように、筋肉は柔軟性があって、ここぞというときに力が入るのが理想的です。

こっている場所で内臓の不調がわかる

東洋医学では、経絡《けいらく》（生命エネルギーの通り道）が滞りなく流れるように、ツボを刺激します。ツボは血流の流れをよくするポイントです。おなかから胸にかけてあるツボの位置は、だいたい実際の臓器の位置と重なっています。ですから、おなかを押してみて、痛かったり、硬くこわばっていたりする場所があれば、そこの内側にある内臓の調子が悪くて、その辺りの血流が悪くなっている、ということがわかります。

このように、**自分の身体や内臓の弱い部分を意識して、そこに効くツボを押していくと、より効果的に内臓の機能を整えることができます。**

ツボを押すときに注意してほしいのは、あまり強くごりごりと押さないこと。強すぎると身体のほうも反発して、こりが取れるどころか、かえって硬くなってしまいます。あくまでやさしく、少しずつほぐしてください。そうすると、おなかの血流がよくなって温まり、内臓の調子が整ってきて便秘や冷え症が改善されるなど、複合的な効果が出てきます。

おなかにある主なツボ

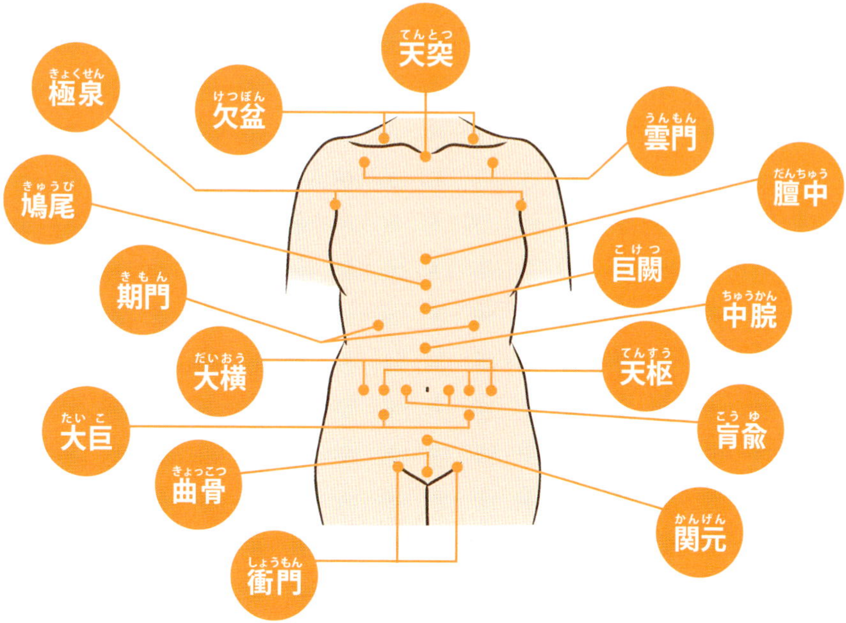

内臓の位置

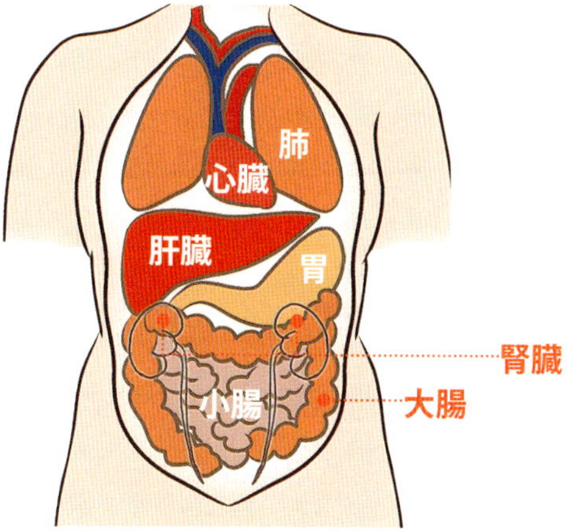

自分のおなかのタイプを知ろう

おなかにある主要な臓器は、「胃腸・肝臓・腎臓・心臓・肺」の5つです。5つの内臓がバランスよく働いているときは、身体の調子がよく、精神的にも落ち着いた状態でいられます。

この5つの内臓には、それぞれ生きるうえでの大切な働きがあるだけでなく、内臓自体がもっている性質があり、さらにそれが身体のどこかの部位と関連し、影響し合っています。肝臓は目の働きと関係があるし、心臓は舌、胃腸が口で、肺は鼻、腎臓は耳に関係している、というように。

そして、不思議なことに、それぞれの内臓の良し悪しは、その人の性格にも関連しています。例えば、肝臓が弱い人は怒りっぽかったり、腎臓が悪い人は臆病だったりと。

自分が5つの内臓でいうと、どのタイプに当てはまるかを知っておくと、その部分を重点的に手当てすることができます。そうすることで、全身のバランスが取れ、心身ともに健康になれる、というわけです。

内臓のタイプがわかるチェックリスト

1つのタイプに
3個以上の
チェックが入ったら、
それがあなたの
弱い臓器です。

胃腸タイプ
ストレスに弱い

- □ 唇が荒れやすい
- □ 口内炎ができやすい
- □ 肌が荒れやすい
- □ くよくよ悩みがち
- □ 湿気が気になる

→ P76

肝臓タイプ
意思が弱い

- □ 目のトラブルが多い
- □ 爪が薄く、割れやすい
- □ 寝ちがいが起きやすい
- □ こむらがえりが起きやすい
- □ 怒りっぽい

→ P78

腎臓タイプ
自信がない

- □ 耳鳴りが起きやすい
- □ 骨折やねんざが多い
- □ 抜け毛、白髪が多い
- □ こわがりで臆病
- □ 寒さに弱い

→ P80

心臓タイプ
うつ気質

- □ 味覚に異常を感じる
- □ 血圧が高い
- □ 物忘れが多い
- □ 憂うつになりやすい
- □ 暑さに弱い

→ P82

肺タイプ
スタミナがない

- □ 咳が出やすい
- □ 鼻がつまりやすい
- □ 皮膚が弱い
- □ 涙もろい
- □ 乾燥に弱い

→ P84

ストレスがたまりやすい 胃腸タイプ

胃腸の働き

胃は、食べものを消化するために胃液を分泌し、ぜん動運動によって細かく分解して、小腸に送ります。小腸では、食べものを栄養分として消化・吸収。栄養分を全身に運び､残った分を大腸に送ります。大腸では、残りカスを便の形にして、体外に排出します。ほかに、血液や水分、リンパ液などの体液を全身に運ぶ役割も担っています。

胃腸が悪いと……

消化・吸収が悪くなり､やせてきたり､顔色が悪くなったり､肌が荒れてカサカサしてきます。気力がなくなり、いつも胸やけ、胃もたれがして、あまり食欲がわきません。ひどくなると、下痢や便秘、むくみなどの症状があらわれます。

また、胃腸は血流の調整をするところでもあるので、女性の場合は、胃腸の調子が悪いと、生理不順や月経過多など、子宮に関連するトラブルが起きやすくなります。

また、腸内環境がよくないと免疫力が落ちて、花粉症やアレルギーの症状が出やすくなります。

唇が荒れやすい／口内炎ができやすい／
肌が荒れやすい／くよくよ悩みがち／湿気が気になる

身体にあらわれる影響

胃腸の調子の良し悪しは、口の状態に影響を及ぼします。胃腸が弱いと、唇がカサカサしてひび割れたり、色も青白く、黒ずんで見えます。口内炎など口の中にトラブルがあるときは、胃の消化機能が衰えていると考えられます。

また、胃腸の機能が低下すると、皮膚の弾力やハリがなくなり、全体の肉づきが落ちて貧相に見えます。身体にも力がみなぎらず、元気のない印象を与えます。

胃腸タイプの気質、注意点

くよくよと思い悩んだり、考えすぎたりする傾向があります。湿気に弱く、梅雨時など湿度が高い環境では寝つきが悪くなったり、車酔いをしやすくなったりします。

ストレスに弱く、それが高じると胃の粘膜が充血して、トラブルを起こします。胃潰瘍や十二指腸潰瘍になりやすいので、十分な注意が必要です。

このような胃腸タイプの人は、食生活では刺激物を避け、たばこや過度の飲酒を控え、規則正しい生活を心がけること。仕事に追われていたり、悩みを抱えているときは、気分転換を心がけ、ストレスをためないようにしましょう。

怒りやすく集中力に欠ける 肝臓タイプ

肝臓の働き

人間の身体の中でもっとも重たい臓器で、昔から「病を防ぐためのすべてを司る」と考えられていたほど、重要な働きをします。

小腸から吸収されたブドウ糖が血流によって肝臓に送られると、必要に応じて栄養分を血中に放出します。また、ビタミンを貯蔵したり合成したりもします。

体内に入った有害物質を解毒して、無害なものに作りかえる働きや、不要になったホルモンを処理する役目も果たします。

肝臓が悪いと……

肝臓には「沈黙の臓器」と言われているように、痛みなどの自覚症状はあらわれにくいのですが、全身の倦怠感、吐き気、風邪に似た症状があらわれることもあります。

肝臓のある右脇腹に圧迫感があったり、ミネラルやビタミンの代謝が悪くなって、こむらがえりが起きたりします。女性の場合は月経異常の症状が見られます。

顔色がいつも青黒い感じだったり、手の親指と小指のつけ根がうっすらピンク色に赤らんでいる場合は、症状が進んでいることもあり、要注意です。

目のトラブルが多い／爪が薄く、割れやすい／
寝ちがいが起きやすい／こむらがえりが起きやすい／怒りっぽい

身体にあらわれる影響

肝臓は目と結びついています。目が疲れやすい、かすむ、ドライアイになりやすい、視力が落ちた、などの症状があれば、肝臓の不調が疑われます。

肝臓はまた、筋肉や靭帯とも関係しているので、不調なときは寝ちがいや筋肉痛を起こしやすくなります。爪の色が悪かったり、薄くて割れやすかったりするのも、肝斑《かんぱん》というシミが顔に出るのも、肝臓からくる影響です。自覚症状がなくても、このような形で身体にあらわれ、サインを送っているのです。

肝臓タイプの気質、注意点

イライラして怒りやすいのが特徴です。意思の力が弱く集中力に欠け、気力不足の傾向があります。疲れやすいので、長く歩いたり、走ったりすることが苦手です。

眠りが浅く、ちょっとした音ですぐに目が覚めたりします。春に体調をくずしやすく、風に当たるのを避けたがります。

肝臓タイプの人は、食べすぎに注意し、肝臓が忙しく働く食後には、ゆっくり休憩することが大事です。もちろん、お酒の飲みすぎや喫煙には要注意。休まず解毒しなければならない状態が続くと、肝臓は疲れ果ててしまいます。睡眠不足にも気をつけましょう。

臆病で自信がもてない　腎臓タイプ

腎臓の働き

腎臓は血液中の必要な栄養分を濾過して、身体に不要なものを尿にして出す役割があります。

東洋医学ではさらに、血液やリンパ液、唾液、精液といった、水分全般を司り、調節しているとされています。つまり、水分調節を一手に担っている臓器です。また、「腎は先天の本（基本）」といわれ、さまざまな身体の不調は、腎の機能不全を改善することで治る、とされています。

腎臓が悪いと……

腎臓の不調は、実にさまざまな症状を引き起こします。むくみやすい人は腎臓が弱っていることが多く、頻尿、尿もれ、尿が出にくいなど、尿に関するトラブルもそうです。

あまり関係なさそうな腰痛や膝痛も腎臓からくることがあり、ほかに、不眠症、高血圧、冷え症、骨粗鬆症、アレルギー、虫歯、視力低下、耳鳴り、難聴など多岐にわたる症状が、腎臓と関係があります。逆にいえば、腎臓が強い人は健康で生命力が強いということです。

耳鳴りが起きやすい／骨折やねんざが多い／
抜け毛、白髪が多い／こわがりで臆病／寒さに弱い

身体にあらわれる影響

腎臓は耳と関連があり、耳鳴りがする、音が聞こえにくいなどの症状があれば、腎臓の不調が疑われます。骨や筋肉の老化とも関係があり、ねんざや骨折をくり返したり、虫歯になりやすかったりします。

腎臓は血液を濾過してきれいにするところなので、その機能が低下すると、美容にも悪影響を及ぼします。肌荒れやにきびの原因にもなるし、抜け毛や白髪も増えてきます。腎臓が不調だと、身体の老化現象を早めてしまうのです。

腎臓タイプの気質、注意点

こわがりで臆病な傾向があり、自分に自信がもてないタイプです。大胆さや迫力に欠け、優柔不断。こわい夢を見て、夜中に目が覚めたりします。寒さに弱く、冬は風邪などで体調をくずしやすく、顔色がすぐれません。元気がなさそうに見え、根気が続かない面があります。

塩分をとりすぎると腎臓に負担をかけるので、塩分控えめの薄味の食事がおすすめ。また、意識して水を飲むようにして、「飲んだら出す」を心がけましょう。運動などで血のめぐりをよくすると、活力がわいてきます。

憂うつな気分になりがちな 心臓タイプ

心臓の働き

生命活動を維持するうえで要となる臓器です。東洋医学でも、「神に通じる最高の指揮者」ととらえられていました。

身体の中心にあり、心筋の収縮と拡張によって全身に血液が送り出されます。生きている限り、その働きは休むことなく、心臓から送り出された血液は身体中をめぐり、血液によって酸素や栄養分が各臓器や組織のすみずみまで運ばれます。

心臓が悪いと……

心臓が頻繁にドキドキしたり、ちょっとした運動で息切れがしたりする場合は、心臓のトラブルが疑われます。胸が締めつけられるような感じや、圧迫感も要注意です。

健康診断などで、不整脈があるといわれた場合は、病気が隠れていないか、検査したほうがいいでしょう。また、高血圧の人は、常に心臓に負担をかけている状態なので、心臓病になるリスクが高まります。また、まったく関係なく思える、むくみや声がれ、偏頭痛も、心臓からきていることがあります。

味覚に異常を感じる／血圧が高い／物忘れが多い／
憂うつになりやすい／暑さに弱い

身体にあらわれる影響

心臓は口の状態とつながっています。味覚がいつもと違っていたり、舌の感覚がおかしかったり、口内炎ができたりした場合は、心臓にトラブルを生じている可能性があります。

赤ら顔や、頬が赤い人も、心臓に負担がかかっている心配があります。顔にいっぱい汗をかく人もそうです。

心臓タイプの気質、注意点

憂うつな気分になりがちで、ノイローゼやうつ気質の人が多いようです。反面、おかしくもないのに大笑いしたり、にやけたりする人も見受けます。意味なく笑うのは、全身から気が抜けた状態とも考えられ、心臓がしっかり機能していないからです。心臓タイプの人は暑さに弱く、夏に体調をくずしやすくなります。

食生活は、食べすぎに注意し、塩分、脂肪分、糖分の少ない食事を心がけ、太りすぎないようにしましょう。喫煙は血管を収縮させて心臓に負担をかけるので、控えます。

また、ストレスをためこみやすいタイプなので、上手に気分転換をはかりましょう。

悲観的でスタミナがない　肺タイプ

肺の働き

肺は、胸腔と呼ばれる左右二つの部屋の中に、一つずつある呼吸器です。呼吸するたびに、横隔膜や肋間筋が収縮したり、弛緩したりすることによって、酸素を取り入れ、二酸化炭素を体外に排出します。

また、心臓から送り出された静脈血は、肺をめぐって肺の細胞から酸素を取り込み、二酸化炭素を捨て、動脈血となって心臓に戻されます。つまり肺は、血液循環の調節役をしているのです。

肺が悪いと……

肺の機能が低下し、呼吸が浅くなると、疲れやすくなってスタミナ切れしてしまいます。

鼻水が出たり、鼻づまりがしたり、嗅覚が鈍くなったり、咳が止まらない、というような、カゼの症状は、肺が弱っているために起きるもの。肺の機能が弱いと、カゼをひきやすく、しかも治りにくくなります。

気管支炎やぜんそくなども起こしやすく、胸に痛みを感じることもあります。

咳が出やすい／鼻がつまりやすい／皮膚が弱い／涙もろい／乾燥に弱い

身体にあらわれる影響

皮膚の新陳代謝がうまくいかず、汗が出にくかったりします。アトピーやじんましん、吹き出物が出やすい、いわゆるアレルギー体質の人には、肺があまり丈夫でない人が多いようです。

抵抗力がなく、弱々しい印象を与えることもあり、疲れやすく、寝すぎると身体がだるくなったりします。

肺タイプの気質、注意点

もの悲しさを覚えたり、憂うつになったり、すぐに悲観的になるタイプです。スタミナやパワーが感じられず、元気がないように見えます。昔からではなく、最近、急にしょんぼりしているようだったら、肺にトラブルが起きた可能性があります。

秋口に体調をくずしやすく、乾燥した空気が苦手で、涙もろいという特徴もあります。

たばこなどで汚染された空気を吸わないようにし、風邪に気をつけましょう。適度な運動を心がけ、低カロリーで栄養のある食事をとって、スタミナをつけておくことです。

内臓のこりほぐし

実践編

Let's Try!

自分のおなかのタイプがわかったら（74―85ページ参照）
臓器のタイプに合ったマッサージをやってみましょう。
ほかに調子が悪かったり、こっている部分があれば、
そこをもみほぐすのも効果的です。

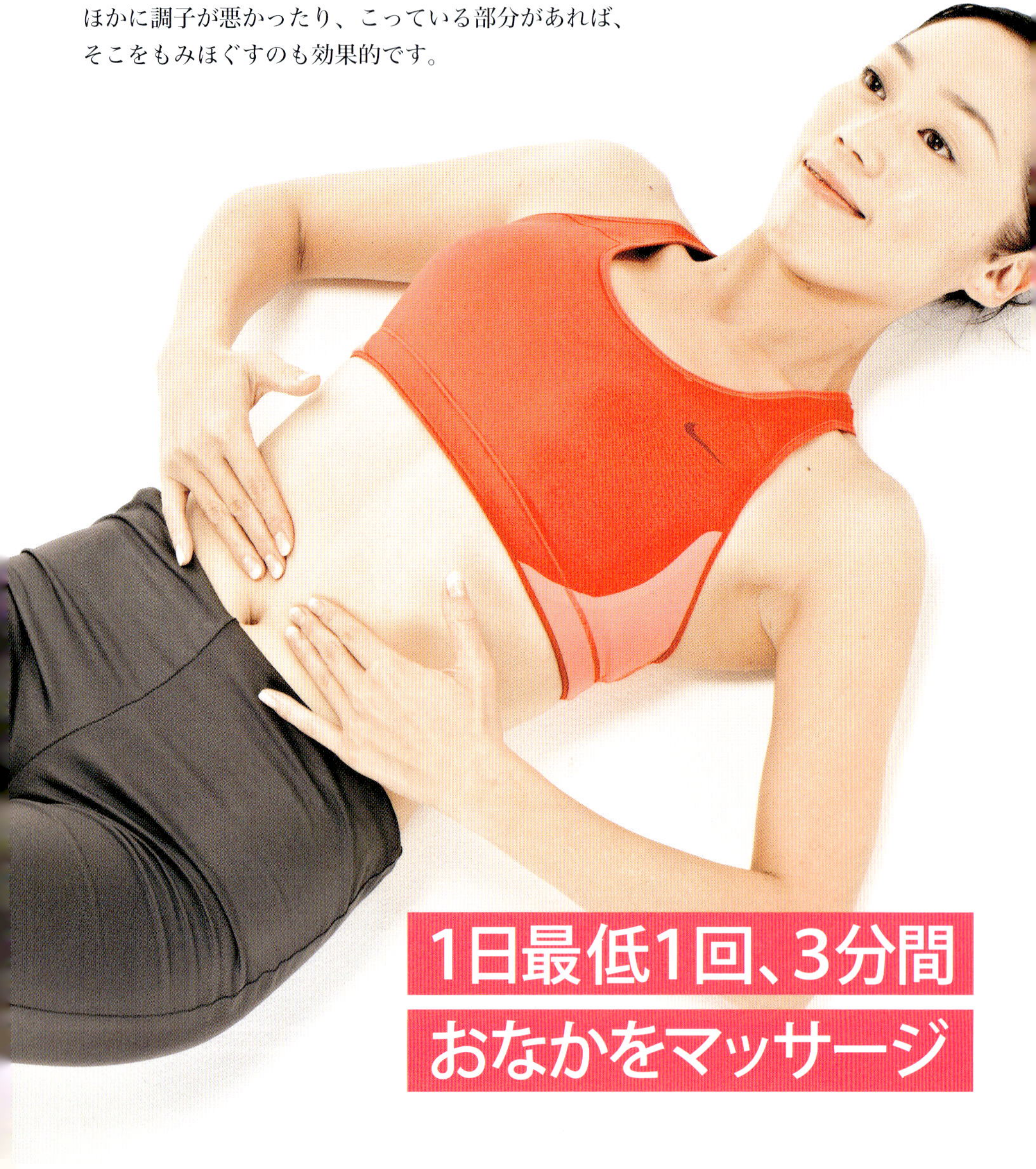

1日最低1回、3分間
おなかをマッサージ

基本マッサージのコツ

内臓のタイプによって、寝た姿勢がやりやすい場合と、座った姿勢がいい場合があります。どちらも、腹筋をゆるめ、おなかをリラックスさせることから始め、それぞれのツボやゾーンをマッサージしていきます。

寝た姿勢で

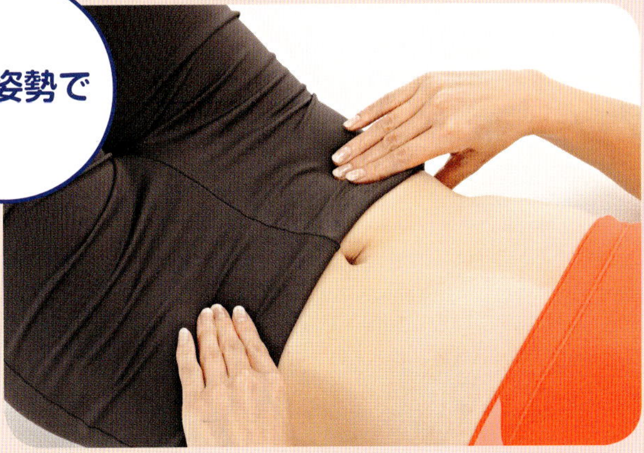

胃腸・肝臓・腎臓タイプは、あおむけに寝た姿勢で行なう。リラックスできたら、それぞれに効くツボをグーッと深く押していく。そのとき、ゆっくり息を吐きながら行なうと抵抗がない。

座った姿勢で

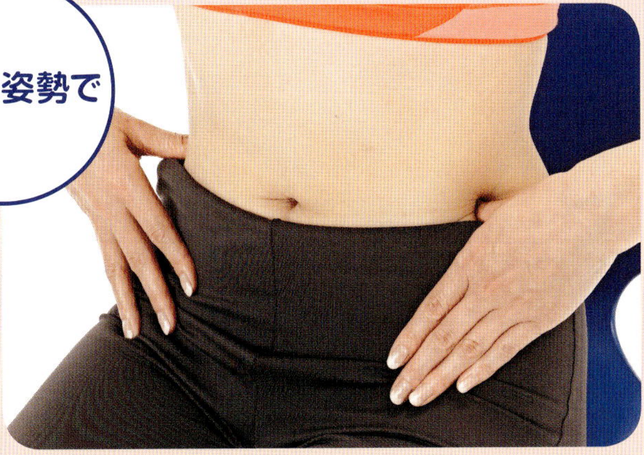

心臓・肺タイプは椅子に座った姿勢で行なう。寝た姿勢の場合と同じようにリラックスしてから、ゆっくりと息を吐きながらツボを深く押す。
どれも３分で１セットとし、１日に何セットやってもよい。

寝た姿勢でのスタート

深く押したほうが効果のある胃腸、肝臓、腎臓は、寝た姿勢で行ないます。あおむけに寝たら、腹筋をゆるめるツボ（腹筋弛緩穴）を押さえ、リラックスさせます。

あおむけに寝る

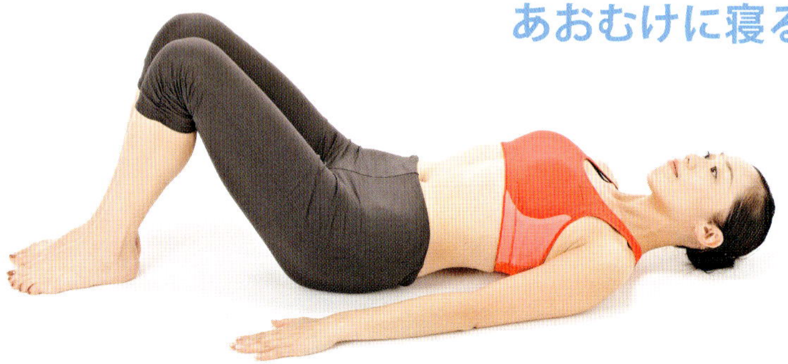

あおむけに寝て、膝を立てる。肩の力を抜き、手も自然に脱力する。

腹筋をゆるめる

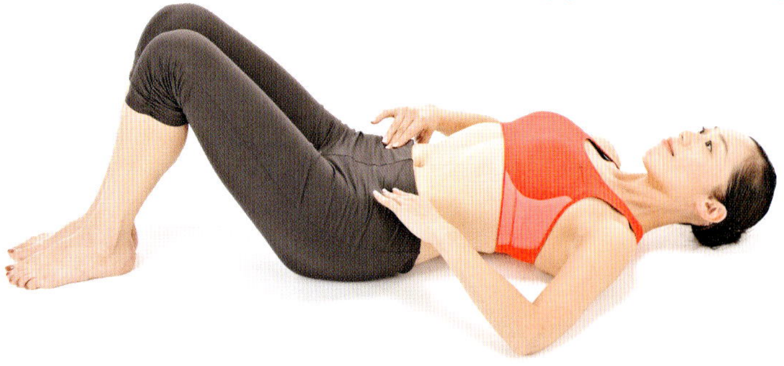

ウエストラインの左右のわき腹を、親指で深く５秒間押さえて離す。
これを３回くり返す。

座った姿勢でのスタート

圧迫しすぎるとよくない心臓と肺は、椅子に座った姿勢で行ないます。寝た姿勢のときと同様に、腹筋をゆるめるツボ（腹筋弛緩穴）を押さえ、リラックスさせます。

背筋を伸ばして座る

椅子に腰かけ、背筋を伸ばす。肩の力を抜いて、手は自然に脱力し、呼吸を整える。

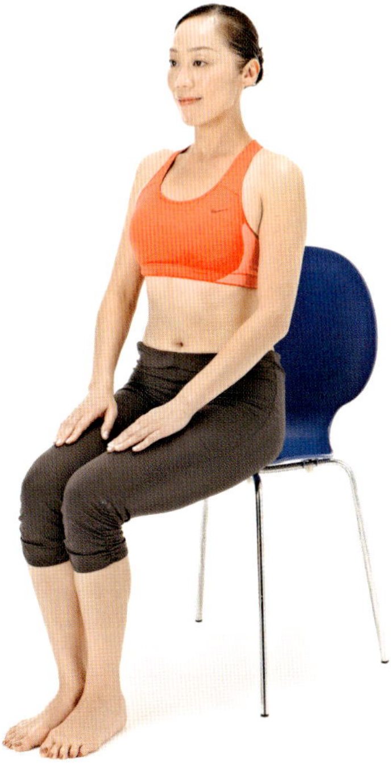

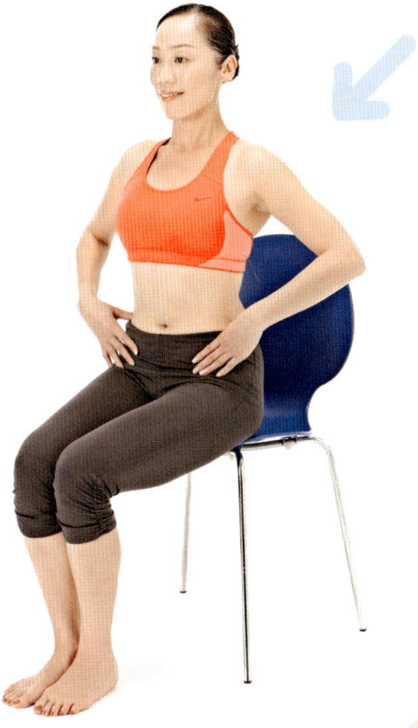

腹筋をゆるめる

ウエストラインの左右のわき腹を、親指で深く５秒間押さえて離す。
これを３回くり返す。

胃腸のこりをほぐす

中脘《ちゅうかん》、天枢《てんすう》、関元《かんげん》の３点を順にもみほぐします。

中脘は消化器系の大事なツボで、胃をキュッと引き締め、消化などの働きをよくします。天枢は大腸のツボで、大腸の動きを活発にし、体内にたまった毒素を排出し、便秘を解消。大腸をきれいにすることで、アレルギーを改善します。関元を押すと、小腸の動きが活発になり、血流をよくして冷えから守ります。胃腸の調子がよくなると、肌に張りが出てきて、全身に力がみなぎってきます。

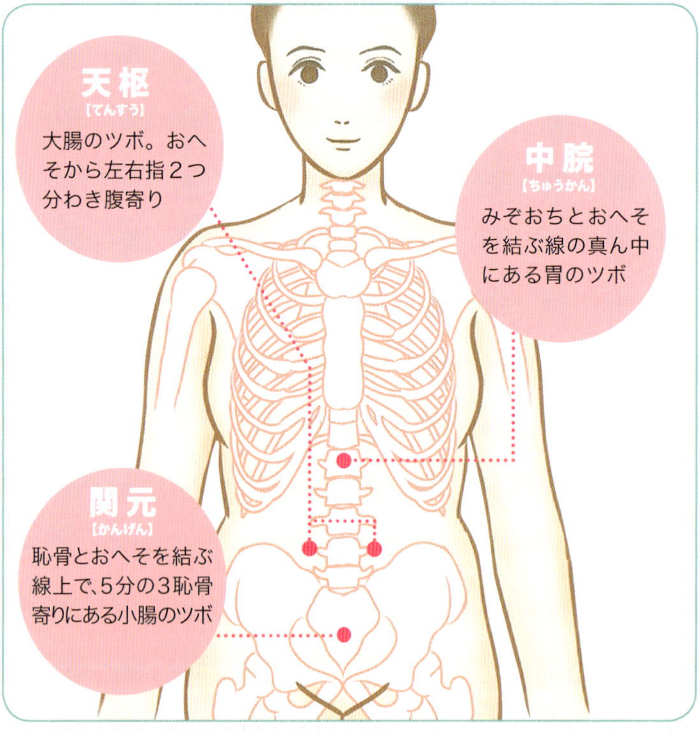
天枢
【てんすう】
大腸のツボ。おへそから左右指２つ分わき腹寄り
中脘
【ちゅうかん】
みぞおちとおへそを結ぶ線の真ん中にある胃のツボ
関元
【かんげん】
恥骨とおへそを結ぶ線上で、5分の3恥骨寄りにある小腸のツボ

Start!

1

あおむけになって、腹筋をゆるめるツボを押さえ、おなかをリラックスさせる。

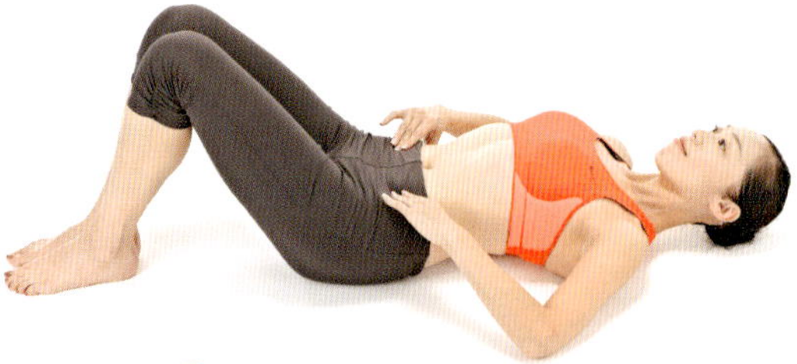

2 中脘を押さえる

中脘（みぞおちとおへそを結ぶ線の真ん中）を両手の指で押さえる。
深く５秒間押さえて離し、これを３回くり返す。

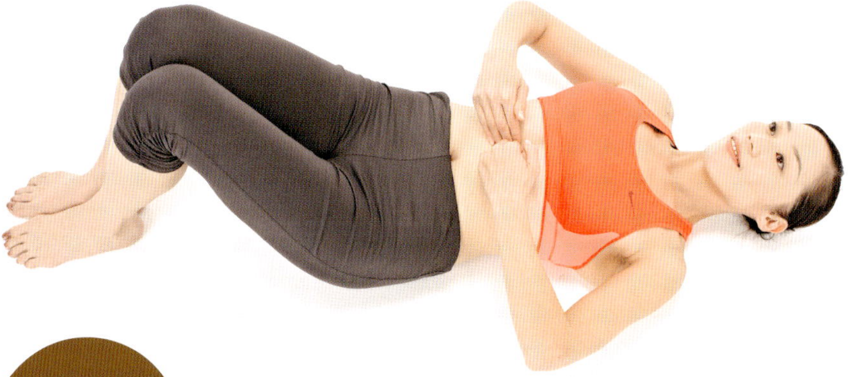

片手でも OK

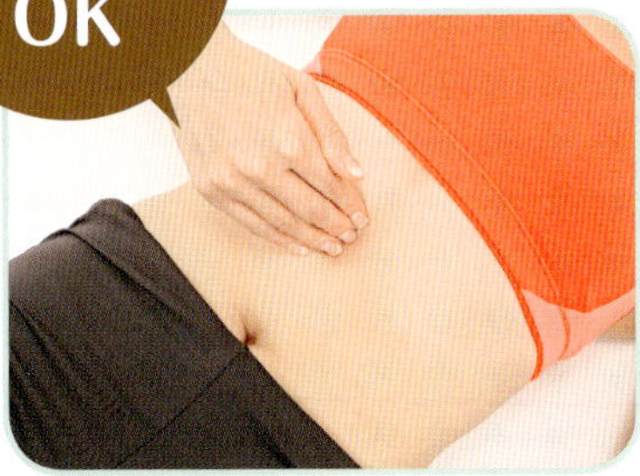

片手でやると、よりツボを意識しながら押せる。

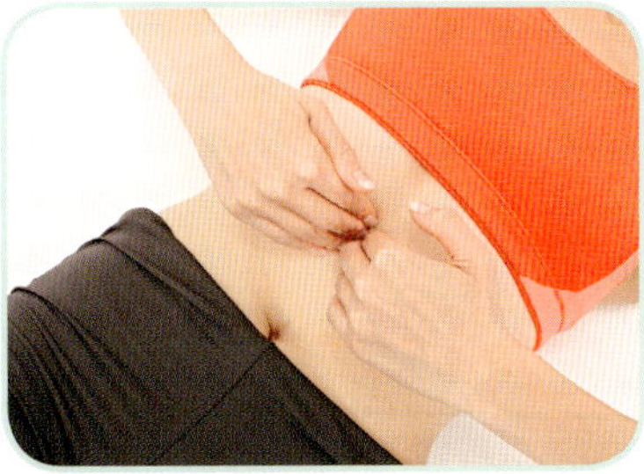

両手の指先を合わせ、グッと押さえる。胃痛をやわらげる効果も。

3 天枢を押さえる

天枢（おへそから左右指２つ分わき腹より）を両手の指で押さえる。深く５秒間押さえて離し、これを３回くり返す。

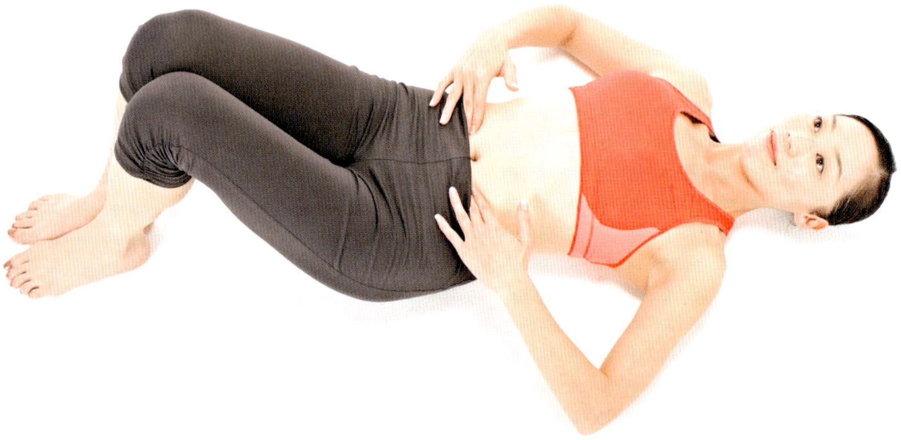

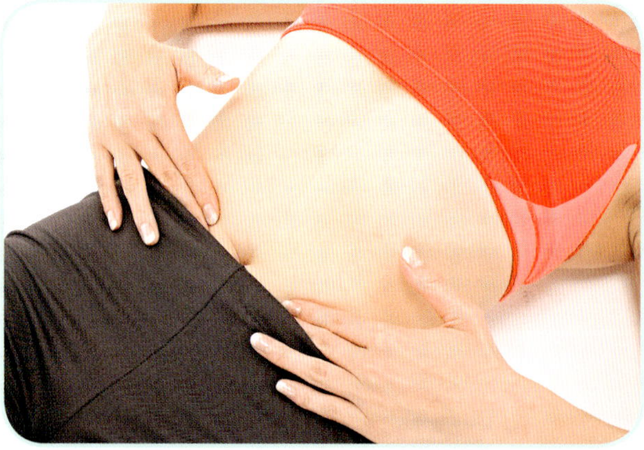

左右同時に、両手の指でゆっくりと押していく。このツボは便秘解消に有効。

4 関元を押さえる

関元（恥骨とおへそを結ぶ線上で、５分の３恥骨寄り）を両手の指で押さえる。深く５秒間押さえて離し、これを３回くり返す。

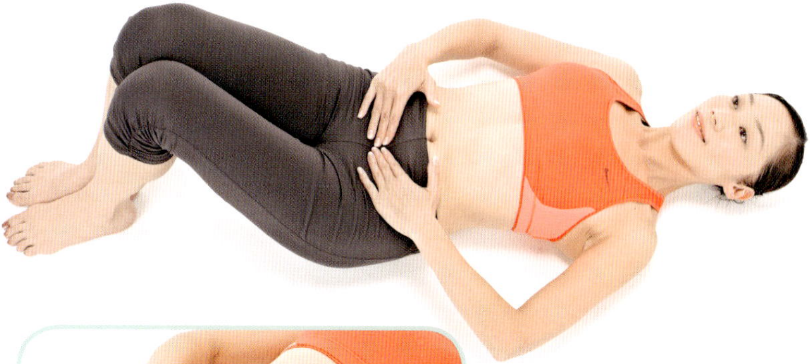

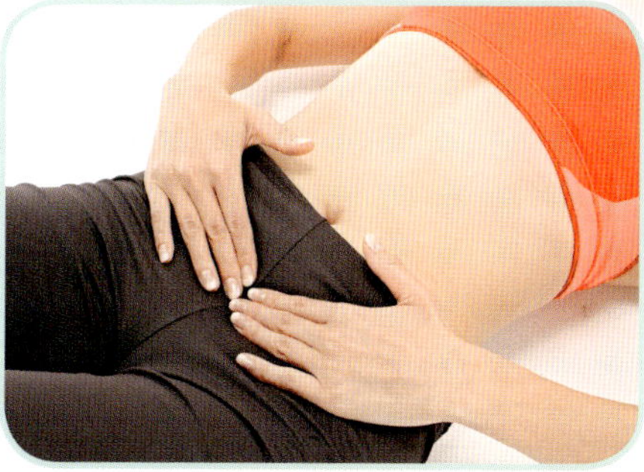

両手の指先を合わせ、ゆっくりと押していく。血流がよくなり、おなかが温まる。

5 おなか全体をマッサージ

最後におなかのマッサージをして終了。両手を重ね、おなか全体を時計回りにゆっくり、やさしく３回ほどなでる。

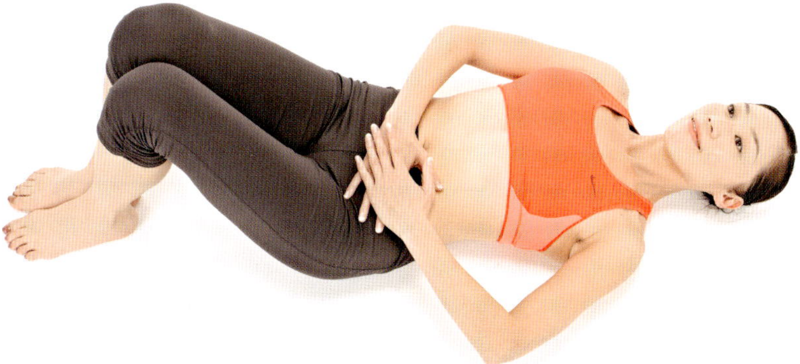

肝臓のこりをほぐす

肋骨の下にあるツボ＝期門《きもん》をグッと深く押すと、働きがよくなります。肝臓が健康なら、深く差し込んでも痛くないのですが、痛いようなら機能が低下している恐れがあります。血液を貯蔵する肝臓は、脚のつけ根の鼠径《そけい》部とつながっていて、ここにあるツボ＝衝門《しょうもん》を刺激すると、全身に血液がいきわたります。また、おへその左側にも肝臓を刺激するツボがあります。肝臓は目と関連があるので、目の疲れや視力低下があるときは、肝臓のこりをほぐしましょう。

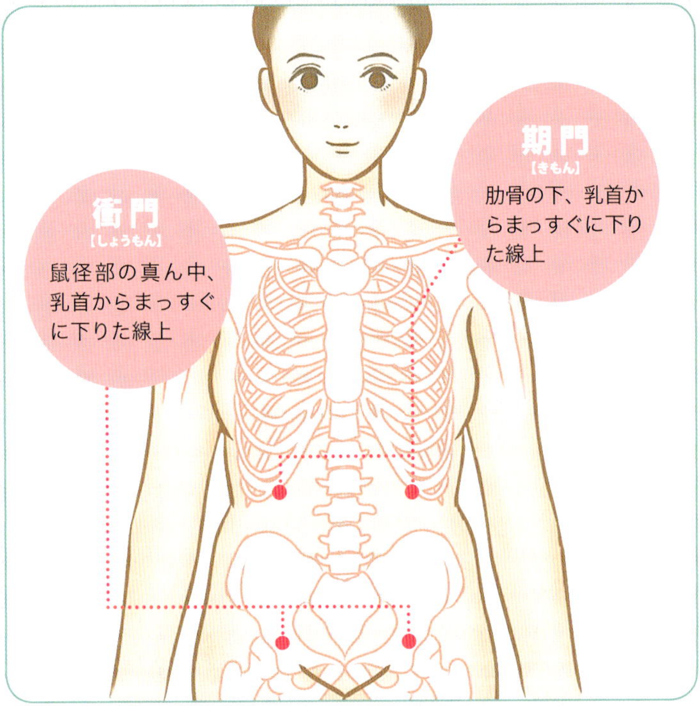
期門
【きもん】
肋骨の下、乳首からまっすぐに下りた線上
衝門
【しょうもん】
鼠径部の真ん中、乳首からまっすぐに下りた線上

Start!

1

あおむけになって、腹筋をゆるめるツボを押さえ、おなかをリラックスさせる。

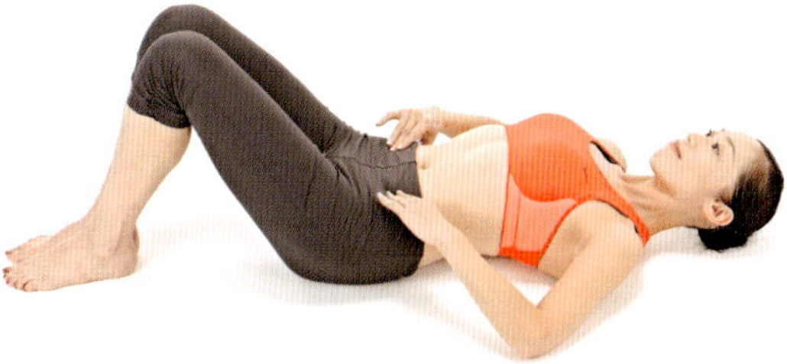

2 期門を押さえる

期門（肋骨の下、乳首からまっすぐに下りた線上）を両手の指で押さえる。深く５秒間押さえて離し、これを３回くり返す。

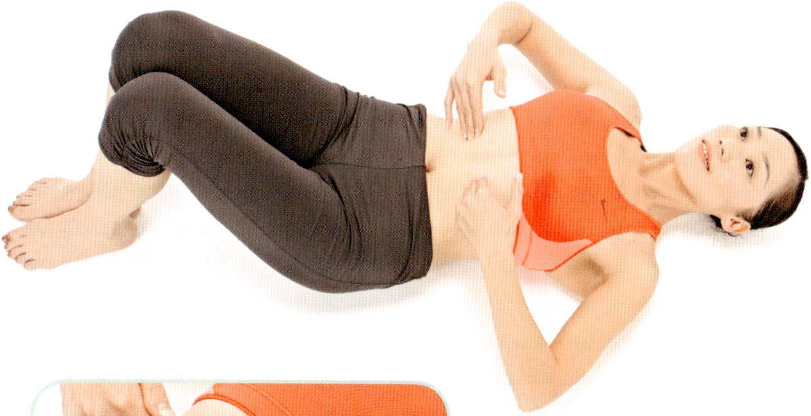

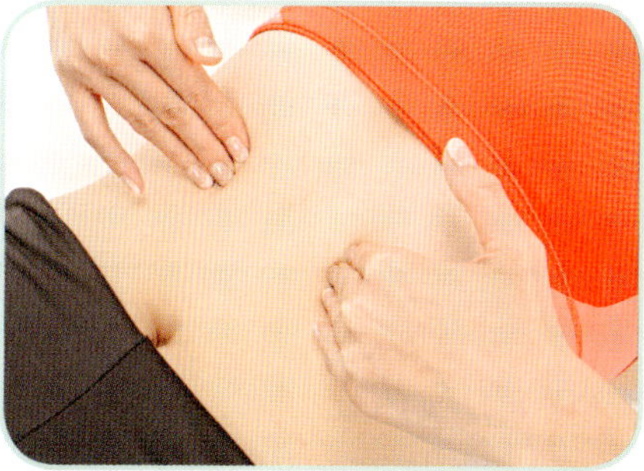

左右同時に両手の指でゆっくりと押さえる。第二関節まで入るくらい深く押さえるとよい。

3 衝門を押さえる

衝門（鼠径部の真ん中、乳首からまっすぐに下りた線上）を両手の指で押さえる。
深く５秒間押さえて離し、これを３回くり返す。

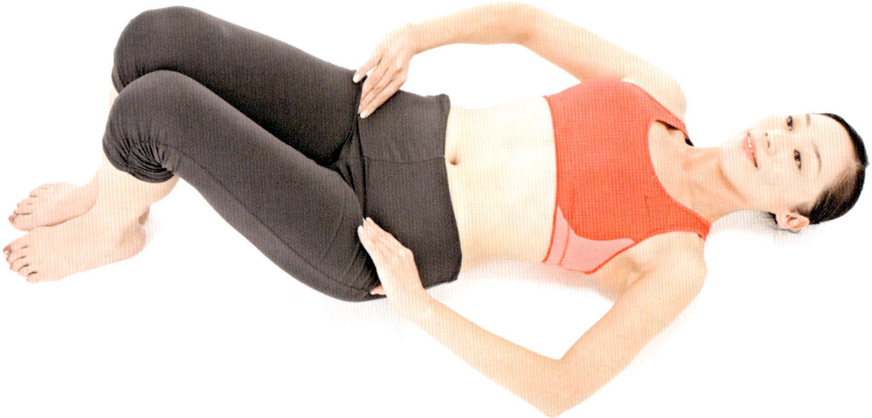

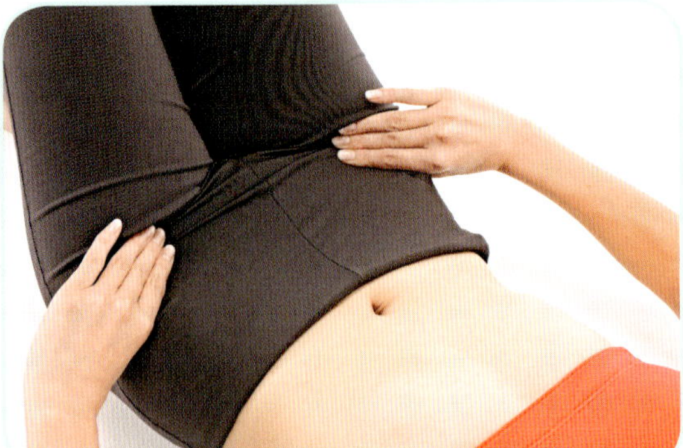

左右のツボを同時に、両手の指でゆっくり、指の先を食い込ませるような感じで押さえる。

4 おへその左側を押さえる

おへその左横を両手の指で深く押さえる。
5秒間押さえて離し、これを3回くり返す。

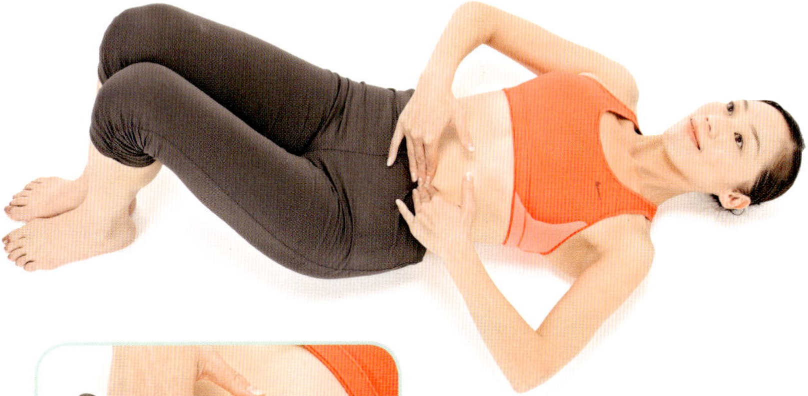

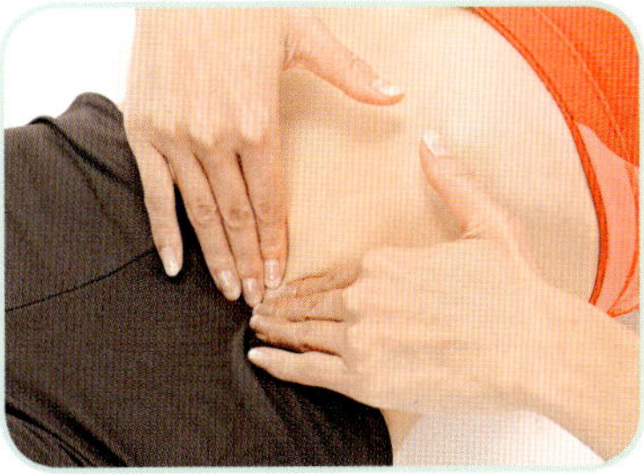

両手の指先を合わせ、グーッと押していく。疲れやすいときなども、ここを押すとよい。

5 おなか全体をマッサージ

最後におなかのマッサージをして終了。両手を重ね、おなか全体を時計回りにゆっくり、やさしく3回ほどなでる。

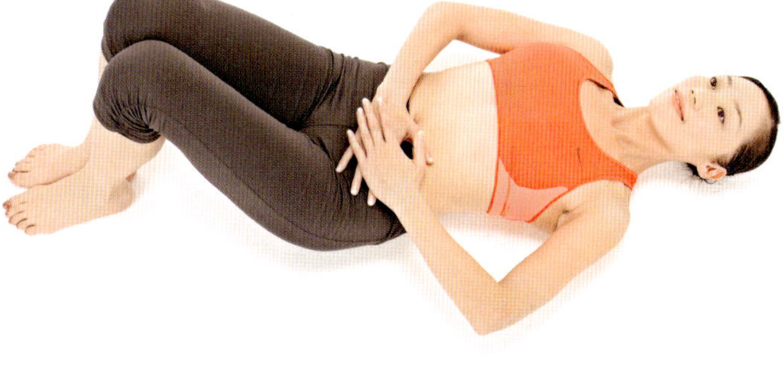

腎臓のこりをほぐす

腎臓は「生命のエネルギーを司っている」と考えられているほど、大事な臓器です。おへその両側のツボ＝肓兪《こうゆ》を押さえると、腎臓の、血液中の余分な老廃物や塩分を濾過する働きがよくなります。また、腎臓の炎症も抑えます。恥骨の上のツボ＝曲骨《きょっこつ》は、尿の排泄を促します。その少し横の、鼠径部の上あたりにも腎臓の働きをよくするツボがあります。この３か所をマッサージすることで、水分代謝がよくなり、むくみや冷えを改善します。

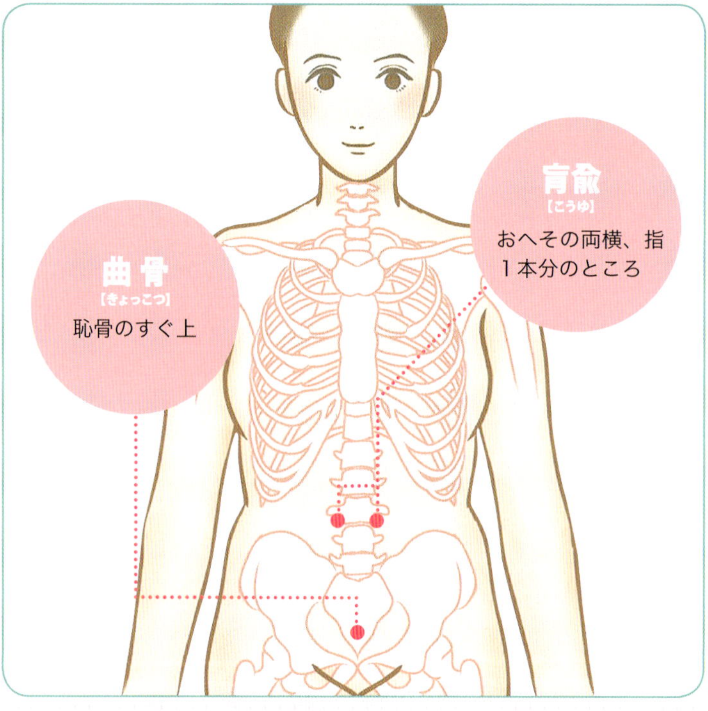

肓兪
【こうゆ】
おへその両横、指１本分のところ
曲骨
【きょっこつ】
恥骨のすぐ上

Start!

1

あおむけになって、腹筋をゆるめるツボを押さえ、おなかをリラックスさせる。

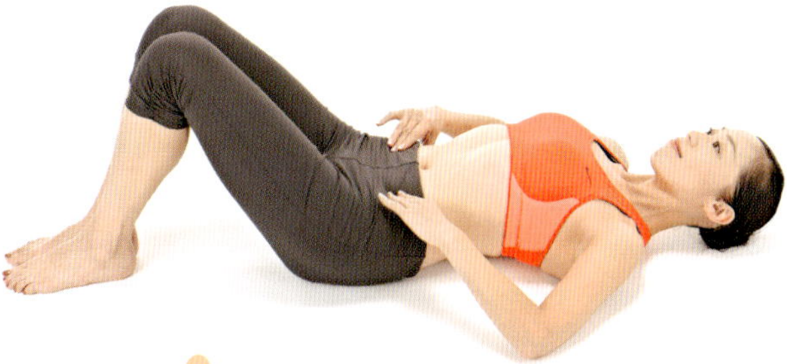

2 肓兪を押さえる

肓兪（おへその両横、指１本分のところ）を両手の指で押さえる。深く５秒押して離し、これを３回くり返す。

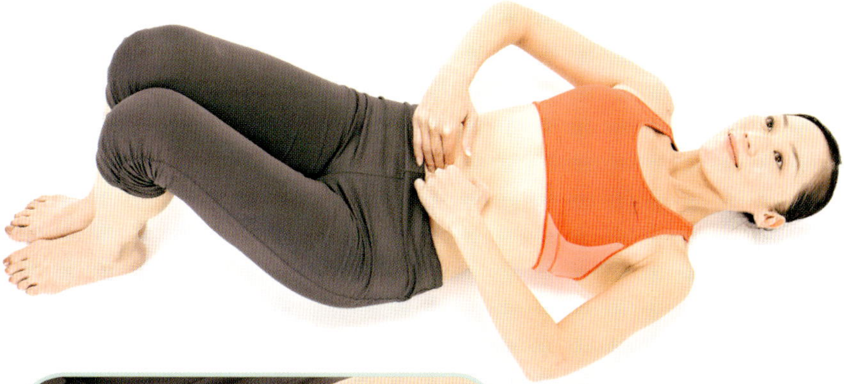

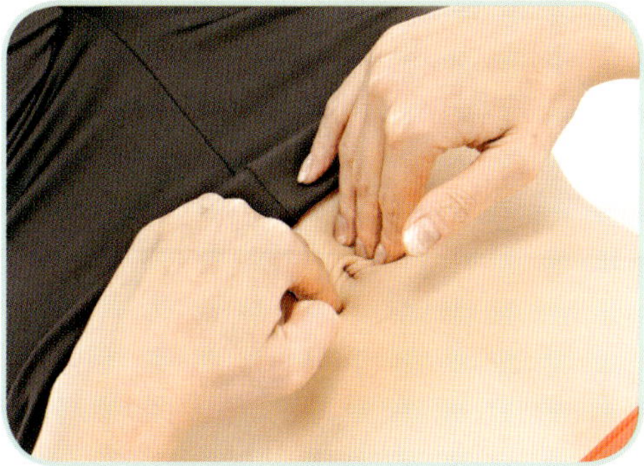

おへそのすぐ横のツボを同時に、両手の指でゆっくりと押さえる。

3 曲骨を押さえる

恥骨の少し横、鼠径部のやや上あたりにも腎臓のツボがあるので、
そこを両手の指で押さえる。
深く５秒押して離し、これを３回くり返す。

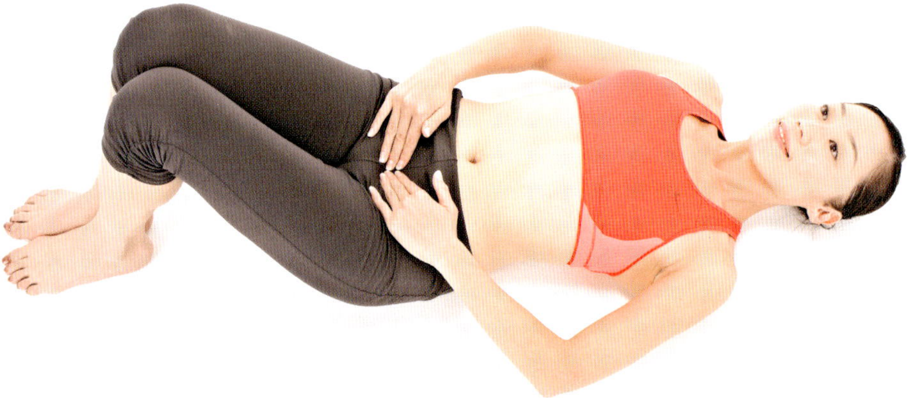

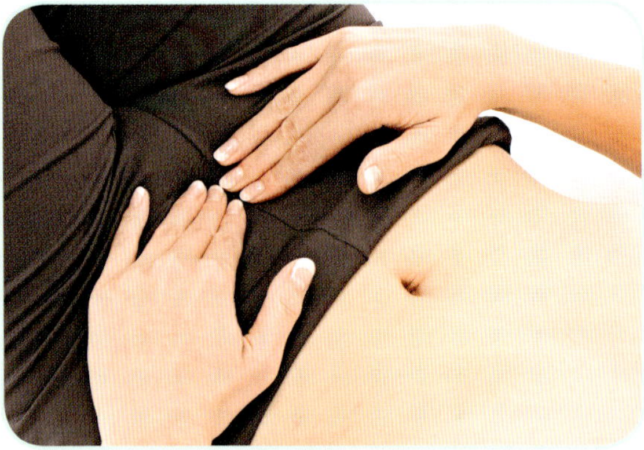

両手の指先を合わせ、ゆっくりと押さえる。
骨の上なので、あまり強く押さないこと。

4 恥骨の少し横を押さえる

恥骨の少し横、鼠径部のやや上あたりにも腎臓のツボがあるので、
そこを両手の指で押さえる。
5秒押して離し、これを3回くり返す。

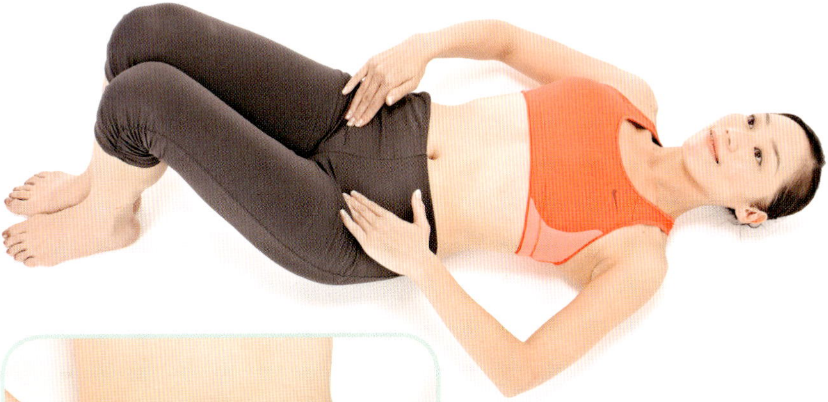

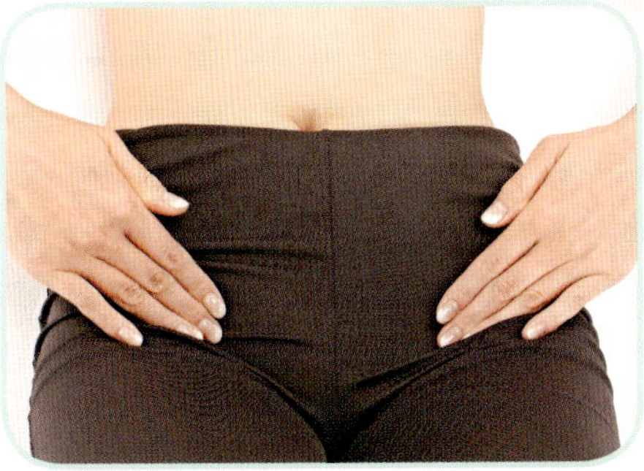

両手の指をツボに当て、ゆっくりと押さえると、恥骨のあたりが温まる。

5 おなか全体をマッサージ

最後におなかのマッサージをして終了。両手を重ね、おなか全体を
時計回りにゆっくり、やさしく3回ほどなでる。

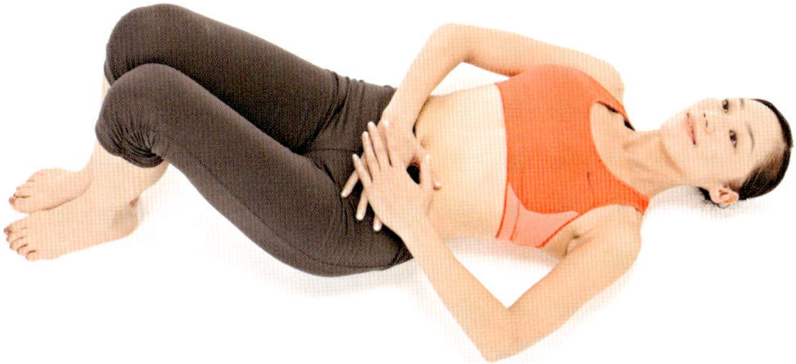

心臓のこりをほぐす

身体の中心にある心臓は、全身に血液を送り出す生命活動の源を担っています。精神状態とも関係が深く、不安感や緊張感があると心臓がドキドキしたりします。そんなときは、胸の中心部にあるツボ＝膻中《だんちゅう》が硬くなっているので、そこをマッサージしてほぐします。みぞおちの少し下にあるツボ＝巨闕《こけつ》も緊張をほぐすところです。また、胸の乳首の上下をやさしくマッサージするのも、心の安定に役立ちます。

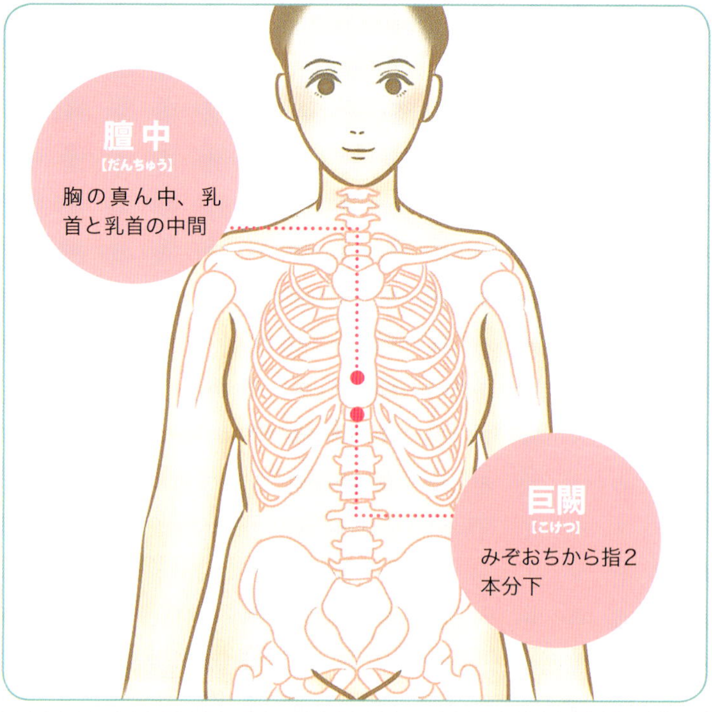
膻中
【だんちゅう】
胸の真ん中、乳首と乳首の中間
巨闕
【こけつ】
みぞおちから指2本分下

Start!

1

座って背筋を伸ばし、腹筋をゆるめるツボを押さえ、おなかをリラックス

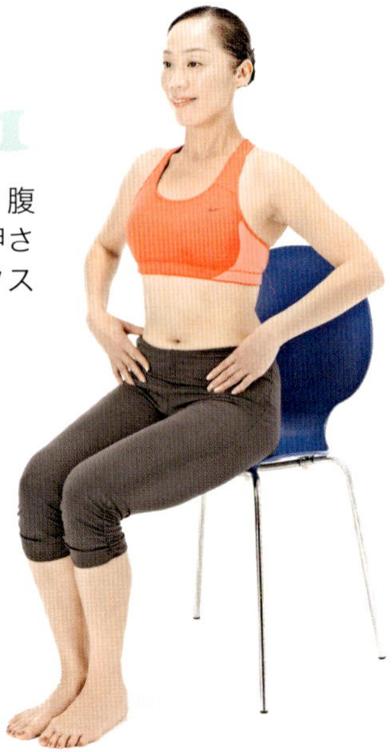

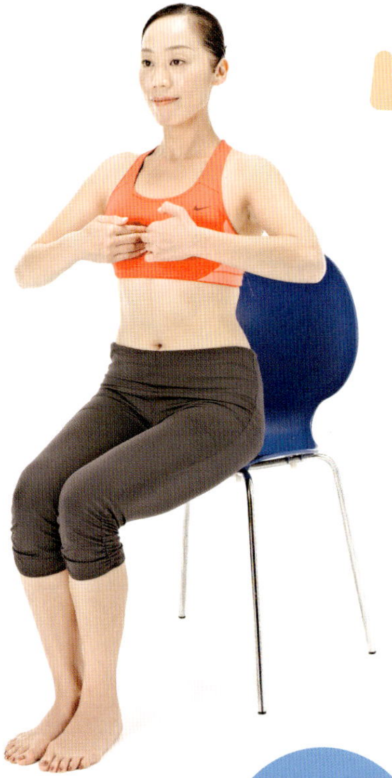

2 膻中を押さえる

膻中（胸の真ん中、乳首と乳首の中間）を両手の指を合わせて押さえる。
５秒間押さえて離し、これを３回くり返す。

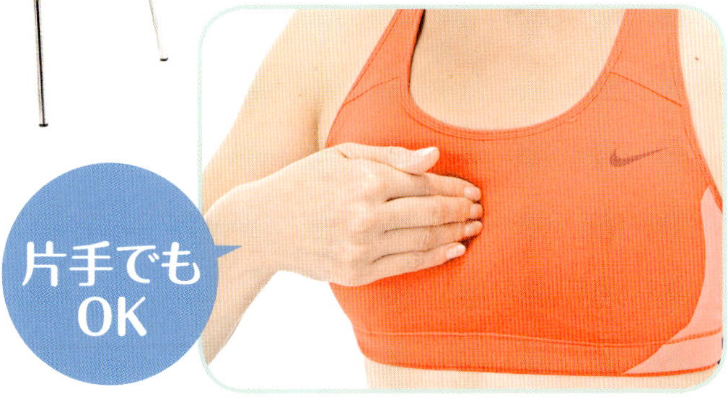

片手でやると、ツボの位置がより正確に意識できる。
４本指を縦に当ててゆっくり押さえる。

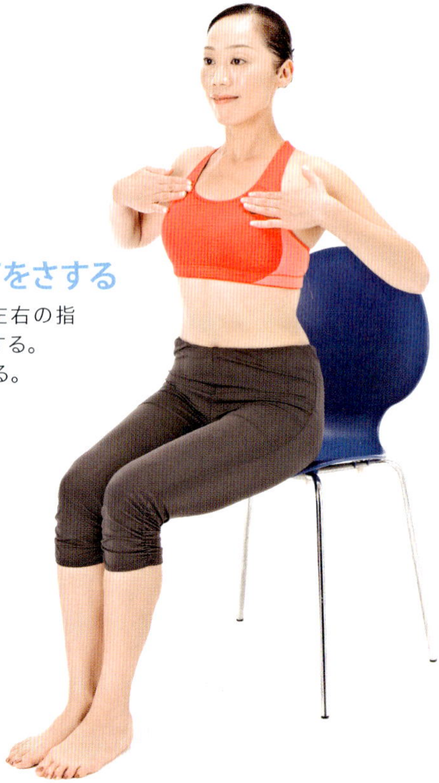

3 乳首の上と下をさする

乳首の上のあたりを左右の指で、横に10回ほどさする。
乳首の下も同様にさする。

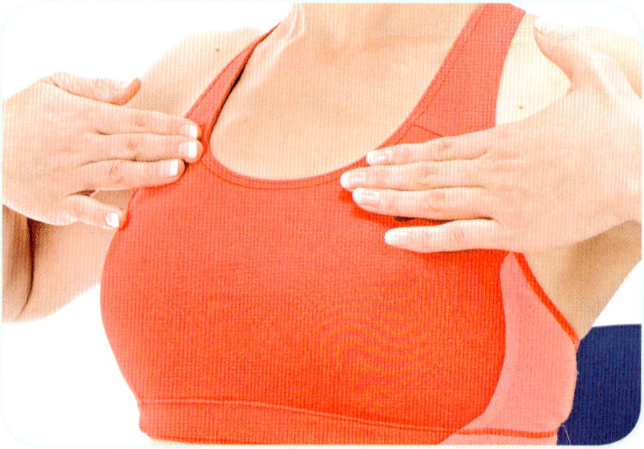

ゆっくりとやさしくさするだけでOK。
胸がドキドキするときなど、緊張をほぐしてくれる。

4 巨闕を押さえる

巨闕（みぞおちから指２本分下）を両手の指でゆっくりと押さえる。５秒間押して離し、これを３回くり返す。

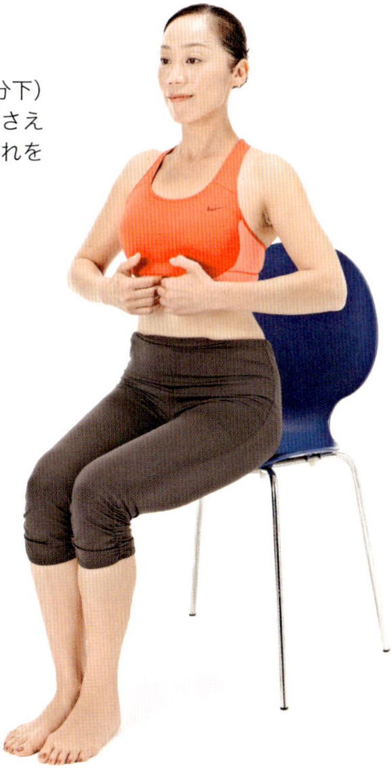

片手でも OK

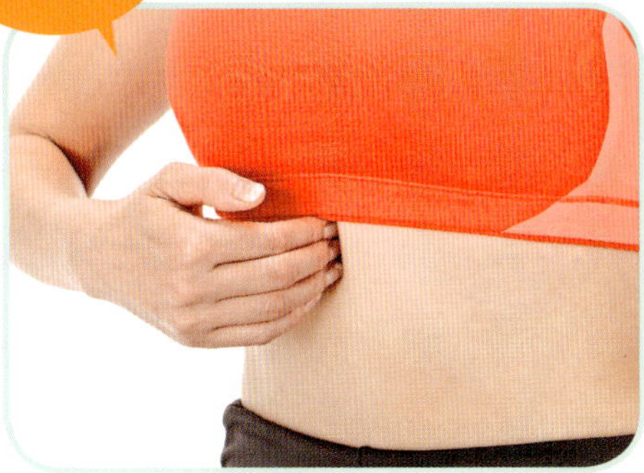

巨闕に４本指を縦に当て、ツボを意識しながらゆっくりと押さえる。

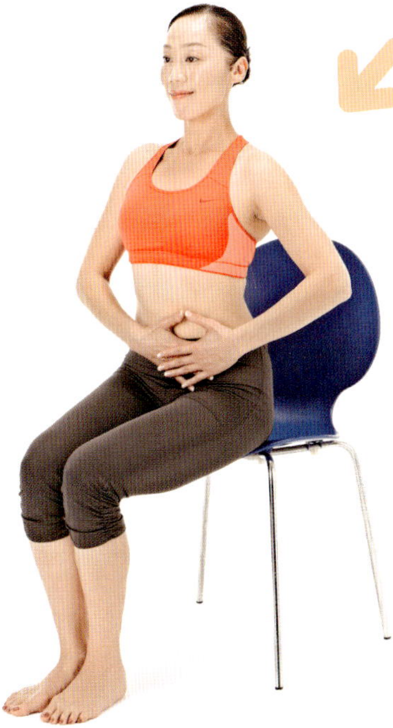

5 おなか全体をマッサージ

おなかのマッサージをしてフィニッシュ。両手の指先を重ね、おなか全体を時計まわりに３回、ゆっくりとやさしくさする。

肺のこりをほぐす

ゆったりした深い呼吸をし、十分な酸素を体内に取り込むには、肺が健康でなくてはなりません。呼吸が浅いと肺活量が下がり、全身のスタミナがなくなって、疲れやすくなります。鎖骨の下にあるツボ＝雲門《うんもん》は、咳を止めたり、花粉症などのアレルギー症状を緩和します。また、おへその右側あたりも肺に活力を与えるゾーンです。心臓のツボである膻中《だんちゅう》は、免疫力を上げるツボなので、肺が弱い人もここをマッサージしましょう。

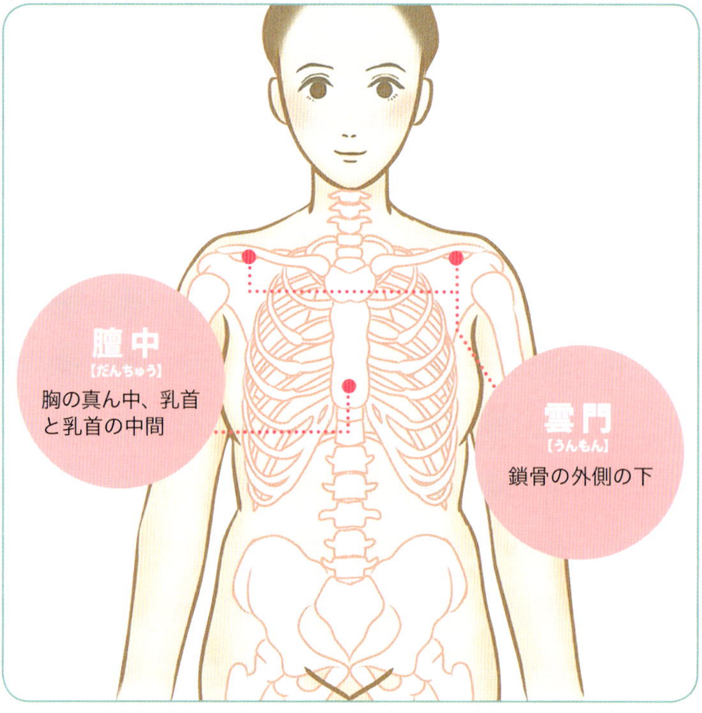

膻中
【だんちゅう】
胸の真ん中、乳首と乳首の中間
雲門
【うんもん】
鎖骨の外側の下

Start!

1

座って背筋を伸ばし、腹筋をゆるめるツボを押さえ、おなかをリラックスさせる。

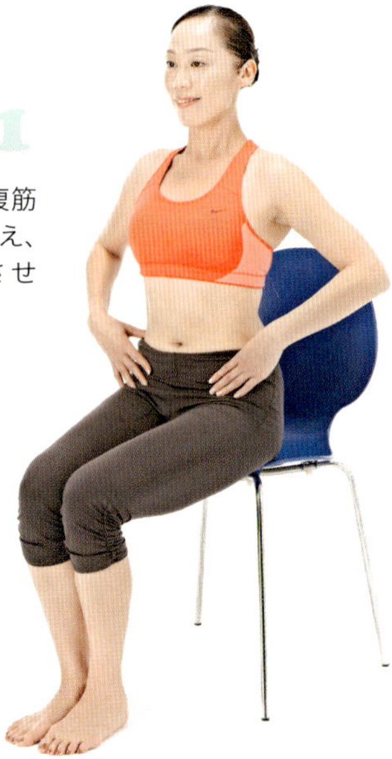

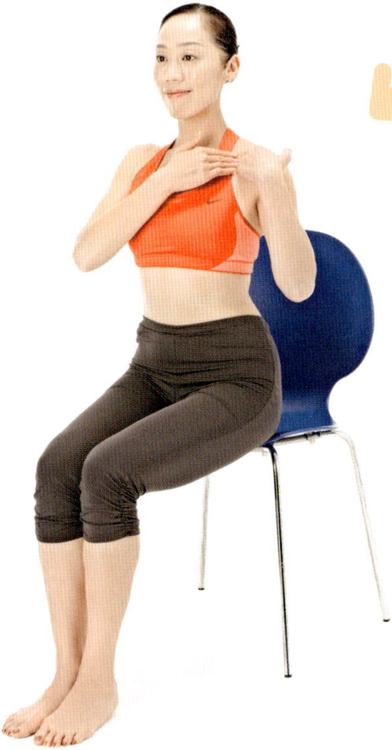

2 雲門を押さえる

雲門（鎖骨の外側の下）を両手の指先で５秒間押さえて離す。
これを３回くらい返す。両サイドとも行なう。

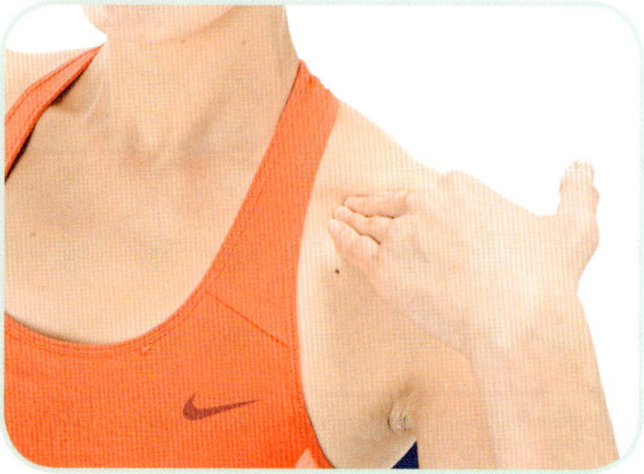

右手で右側の雲門を、左手で左側の雲門を押さえてもよい。
ゆっくりと押さえること。

3 おへその右側を押さえる

おへその右横あたりを両手の指でゆっくりと押さえる。
５秒間押さえたら離し、これを３回くり返す。

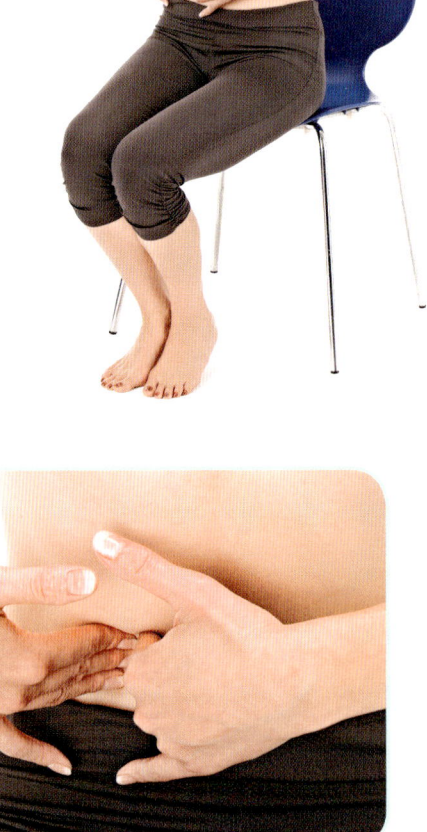

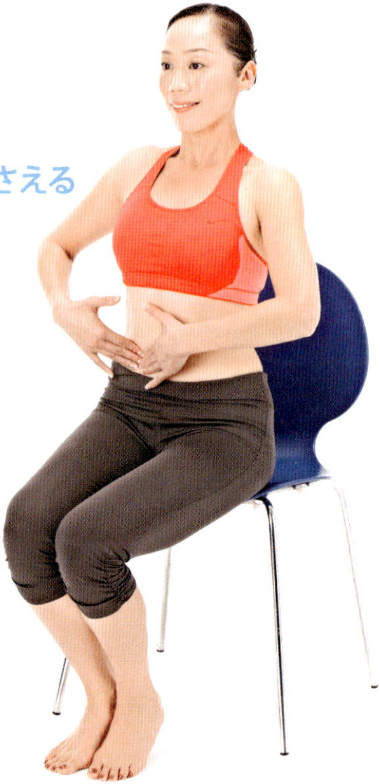

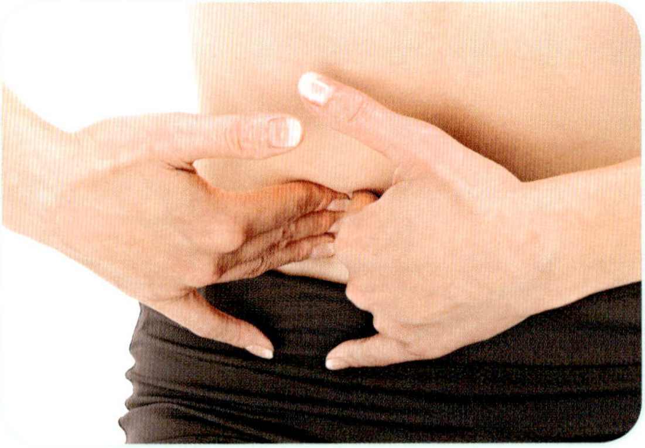

指先を少し重ねるようにして押さえる。
ここを押すと肺に活力が戻り、呼吸が深くなる。

4 膻中を押さえる

膻中（胸の真ん中、乳首と乳首の中間）をゆっくりと押さえる。５秒間押さえたら離し、これを３回くり返す。

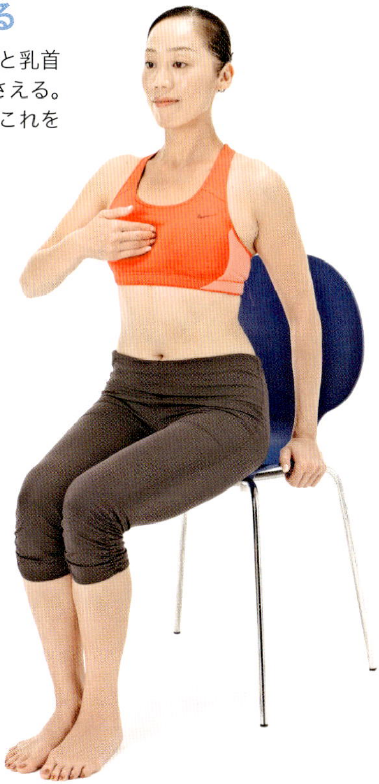

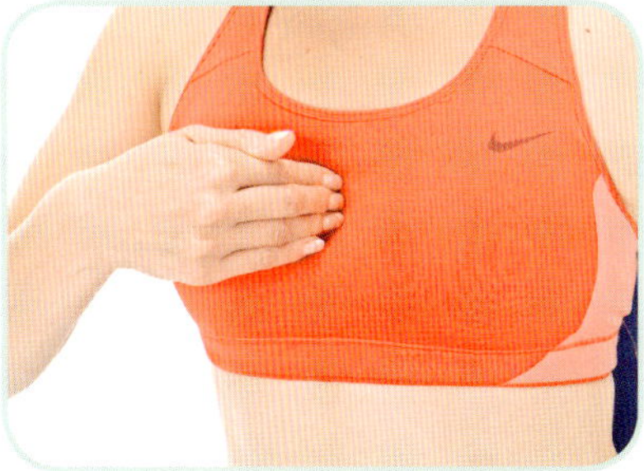

やりやすいほうの手で、４本指を縦にしてツボに当て、ゆっくりと押さえる。

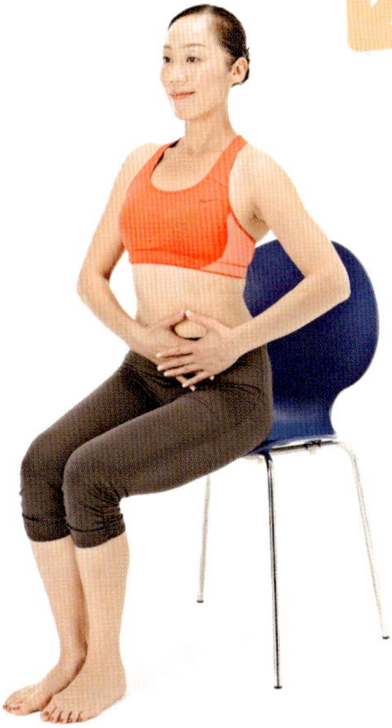

5 おなか全体をマッサージ

おなかのマッサージをしてフィニッシュ。両手の指先を重ね、おなか全体を時計まわりに３回、ゆっくりとやさしくさする。

こんな症状にも効く！

便秘

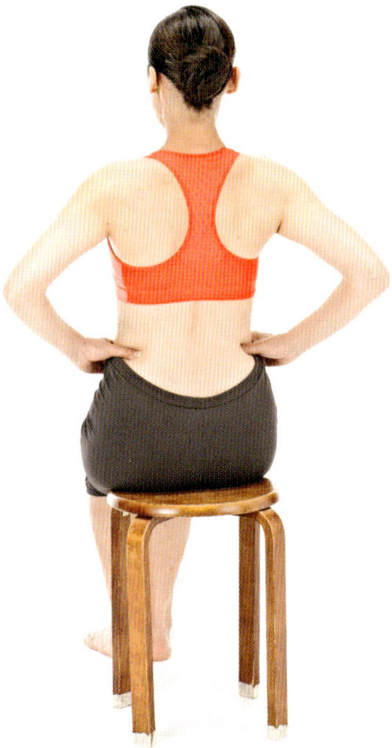

女性に多い便秘は、健康と美容の大敵。くびれの後ろ側にあるツボ＝志室《ししつ》と、へその少し下の左右にある大腸のツボ＝大巨《たいこ》を押して刺激を与え、腸の働きを活性化しましょう。寝る前に行なうと効果てきめん。

1 ウエストの後ろを押さえる

椅子に座り、ウエストのくびれの後ろ側、志室を左右の親指で押す。5秒押して離し、これを3回くり返す。

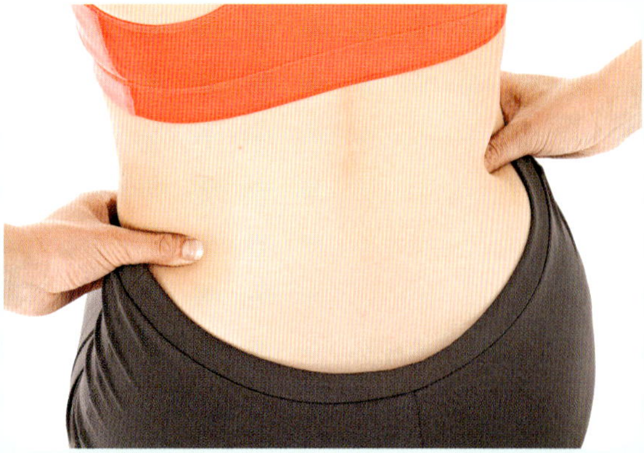

両手を腰に当て、ちょうど親指がくるあたりがツボ。ぐっと深く押すと、腸が動き出す。

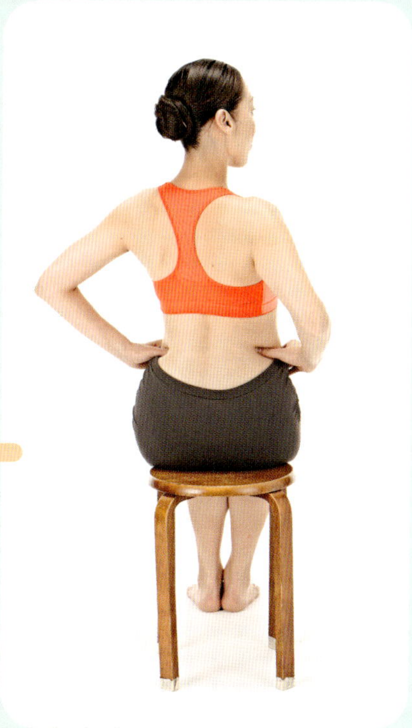

2 そのまま左右にねじる

指はそのままで、上半身を左右にねじる。
すると、親指が深く入って、よりツボを刺激。

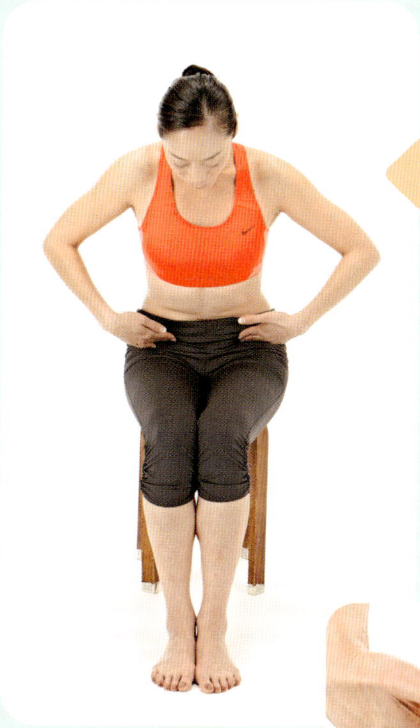

3 おへその少し下の両わきを押さえる

大巨（おへその少し下、左右）を両手の指で押しながら、前屈みになって 10 秒数える。

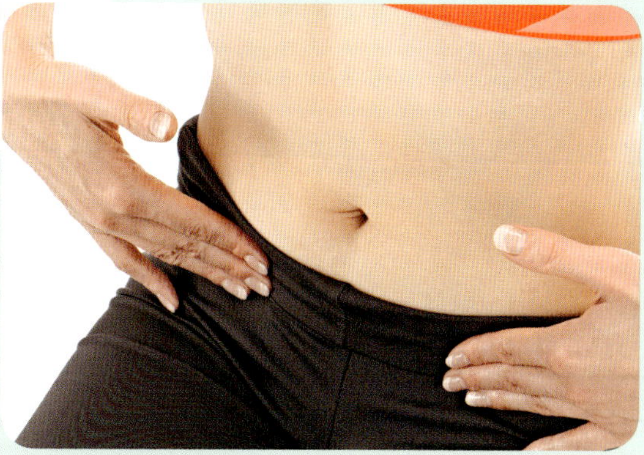

両手の指で押したまま、息をゆっくり吐きながら前傾する。指が深く入り、ツボに刺激を与える。

冷え症

冷えると血流が悪くなり、むくみやいろいろな病気を誘発します。マッサージのポイントは肝臓のツボでもある期門、衝門、小腸の働きを活発にする関元の３点。血液の循環をよくして身体を温めます。

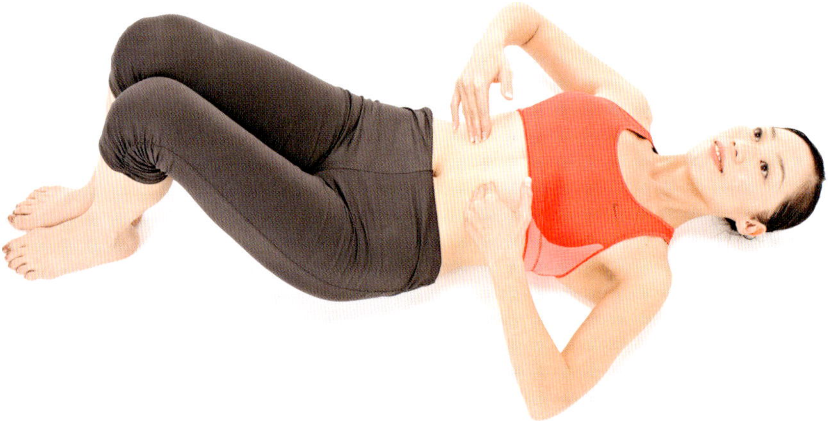

1 期門を押さえる

期門（94ページ参照）を左右の指で深く、５秒間押さえて離し、これを３回くり返す。

左右同時に両手の指でゆっくりと押さえる。第二関節まで入るくらい深く押さえるとよい。

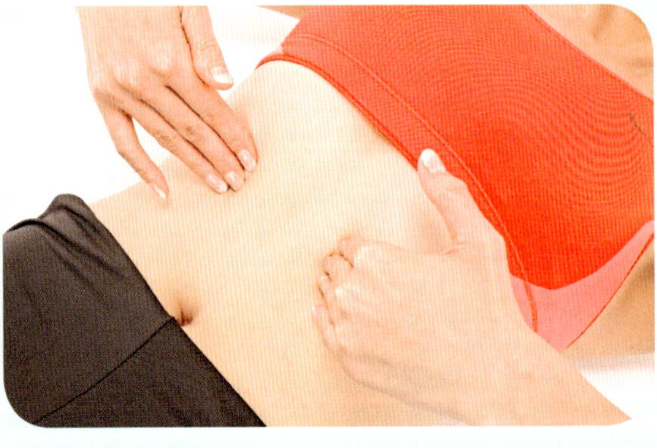

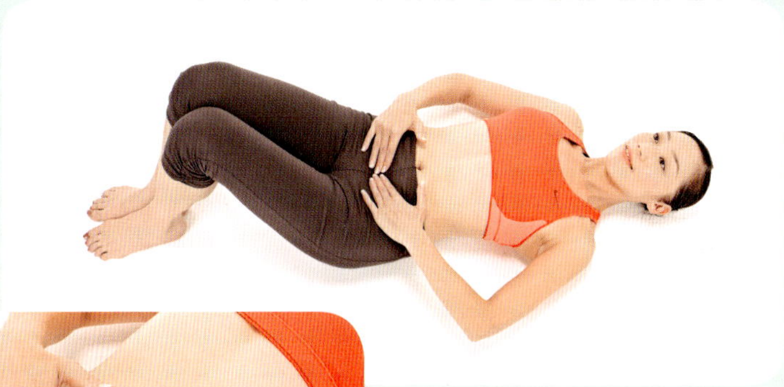

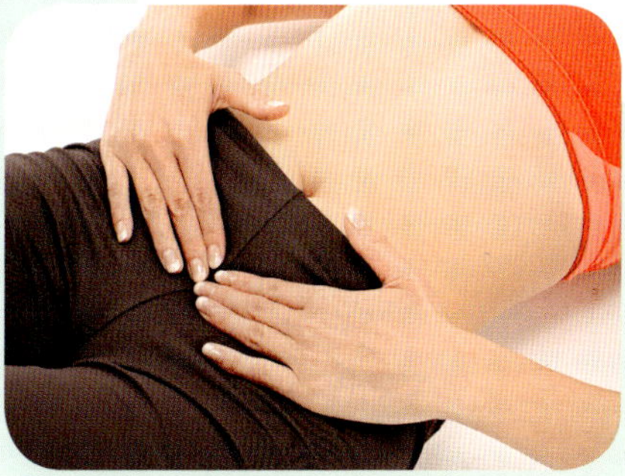

両手の指先を合わせ、ゆっくりと押していく。これで下腹の血流がよくなる。

2 関元を押さえる

関元（90ページ参照）を両手の指でグッと深く、5秒間押さえて離し、これを3回くり返す。

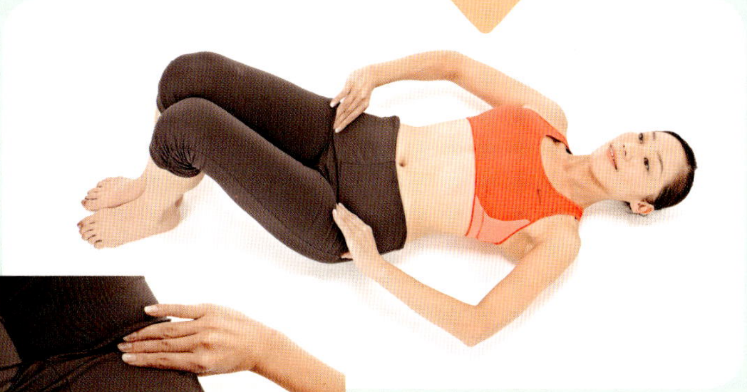

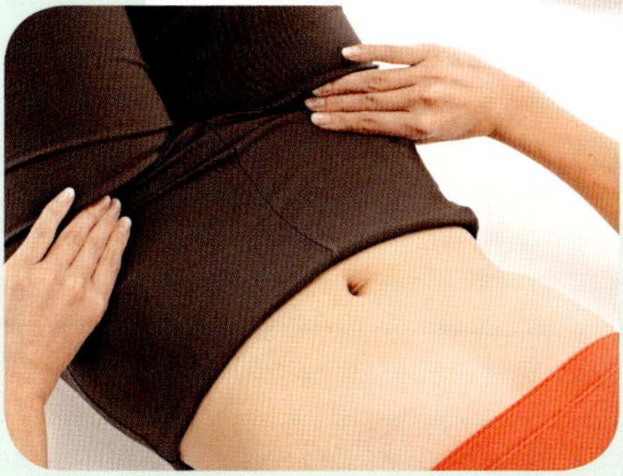

左右のツボを同時に、両手の指でゆっくり、指先を食い込ませるように押さえる。

3 衝門を押さえる

衝門（94ページ参照）を左右の指で押さえる。深く5秒間押さえて離し、これを3回くり返す。

腰痛

腰痛を防ぐには、腰の奥深くにある腸腰筋の動きをよくする必要があります。そのためには、おへそまわりのゾーンを刺激すること。また、盲腸付近の下腹部のマッサージも効き目があります。

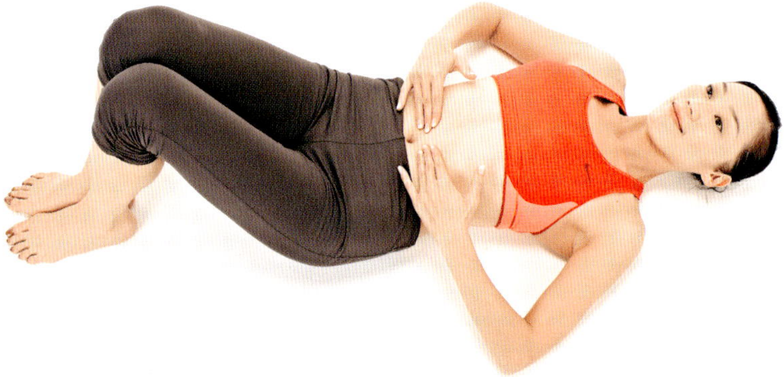

1 おへその両わきの少し上を押さえる

おへそから３cm 両横の少し上を５秒間押さえて離し、これを３回くり返す。

左右同時に、両手の指でぐっと押さえる。
おへそまわりを刺激することで、腸腰筋の動きがよくなる。

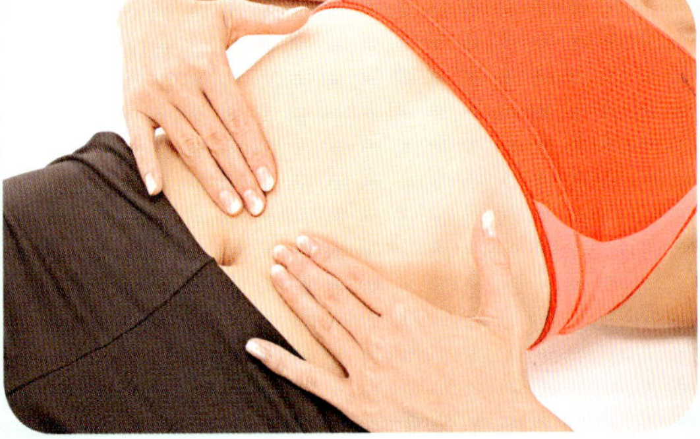

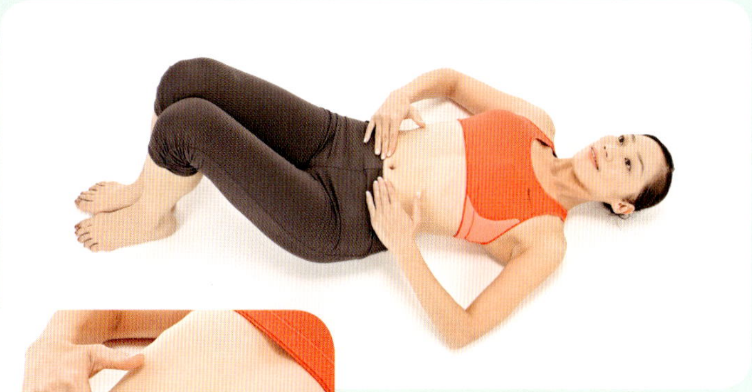

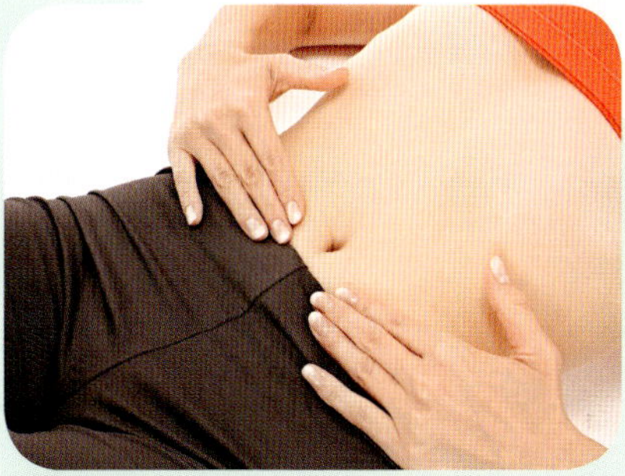

左右同時に、両手の指で押さえる。上下を押さえることで、より効果が出る。

2 おへその両わきの少し下を押さえる

おへそから3cm両横の、今度は少し下を5秒間ぐっと押さえて離し、これを3回くり返す。

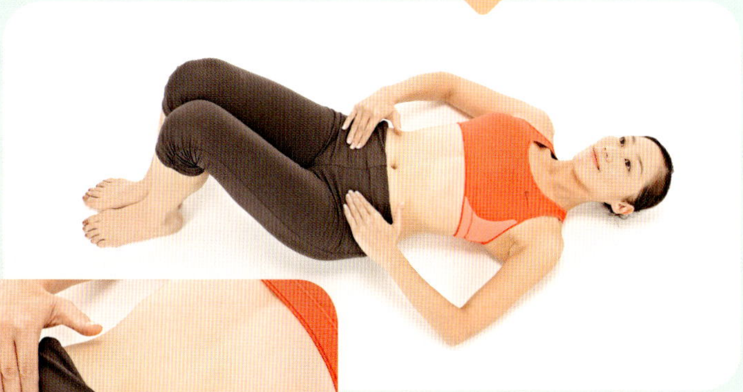

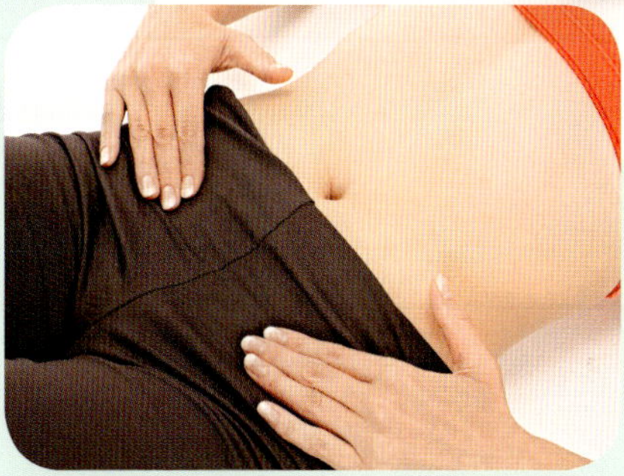

左右同時に、両手の指でぐっと押さえる。お尻の奥の大臀筋の動きがよくなる。

3 下腹部の両わきを押さえる

盲腸のあるあたり（左も同じくらいの位置）を左右の指で5秒押さえて離し、これを3回くり返す。

姿勢が悪いと、鎖骨が圧迫されて首から肩にかけてこるようになります。鎖骨付近のツボ＝欠盆をもみほぐし、また、鎖骨の外側＝雲門をマッサージすれば、肩の動きがよくなり、肩こりが改善します。

肩こり

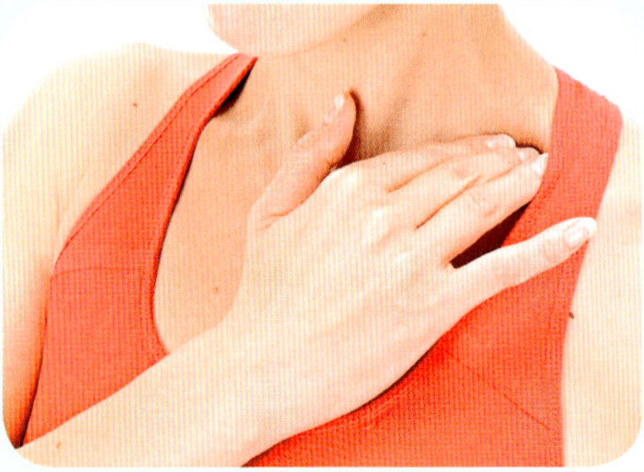

右鎖骨のくぼみを押さえるときは左手の指で、左鎖骨は右手の指で行なうとよい。

1 鎖骨の上のくぼみを押さえる

欠盆（鎖骨の上のくぼみ）を指で５秒間押さえて離す。
これを左右３回ずつくり返す。

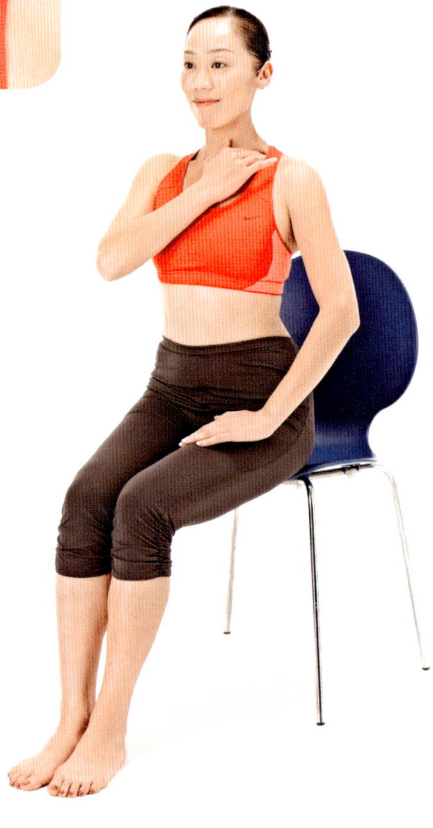

2 押さえたまま肩をまわす

欠盆を押さえたまま、腕を上げて肩をぐるっと大きくまわす。
左右３回ずつ行なう。

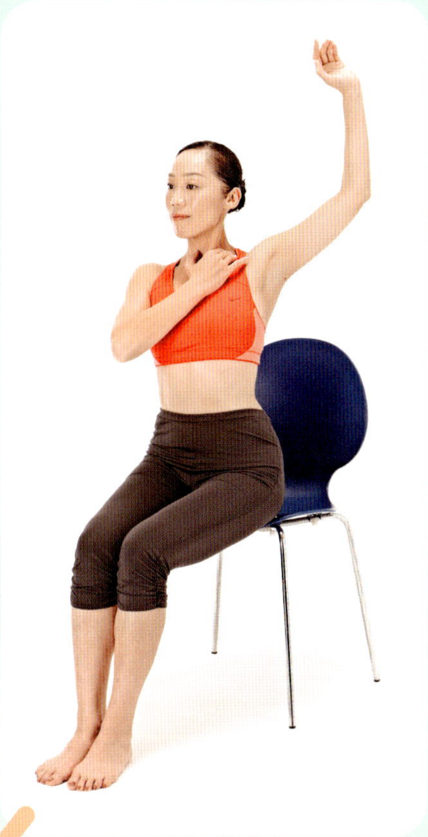

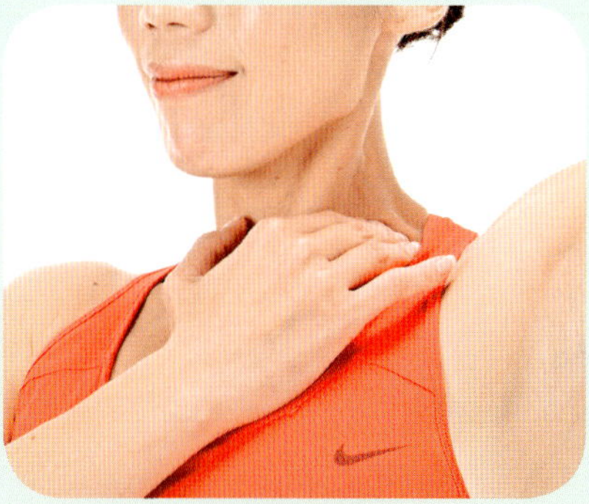

右鎖骨のくぼみを押さえるときは左手の指で、左鎖骨は右手の指で行なうとよい。

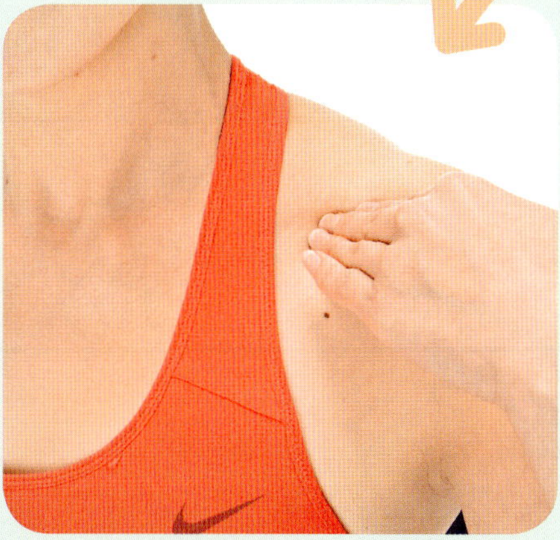

3 雲門を押さえる

雲門（鎖骨の外側の下）を指で５秒押さえて離す。これを左右３回ずつくり返す。

不眠

不眠が続くと内臓にもストレスを与え、生活習慣病の引き金にもなります。寝つきが悪い人は、みぞおちのところにあるツボ＝鳩尾がこっているので、ここからわき腹にかけてほぐしていきます。

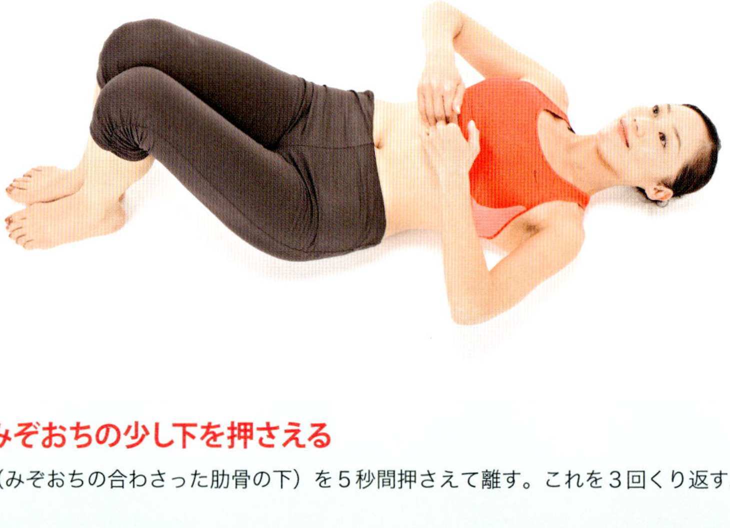

1 みぞおちの少し下を押さえる

鳩尾（みぞおちの合わさった肋骨の下）を５秒間押さえて離す。これを３回くり返す。

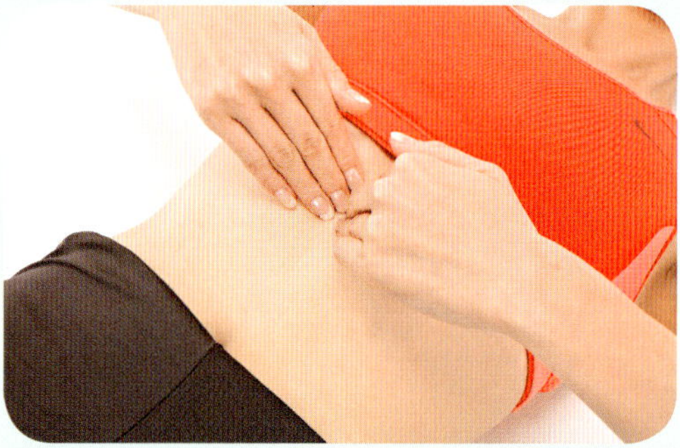

両手の指を合わせてグッと押さえる。ここをほぐすと、寝つきがよくなる。

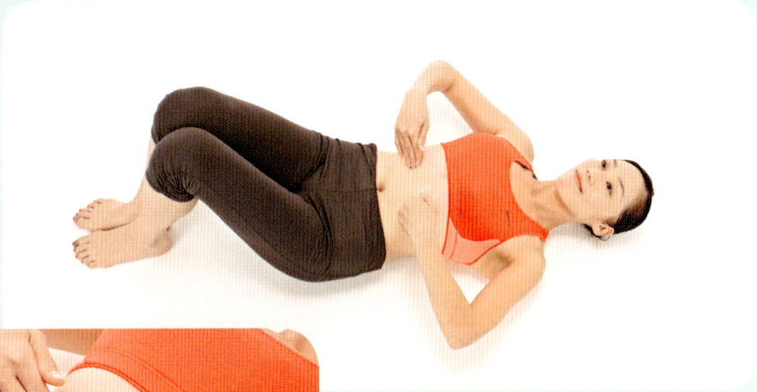

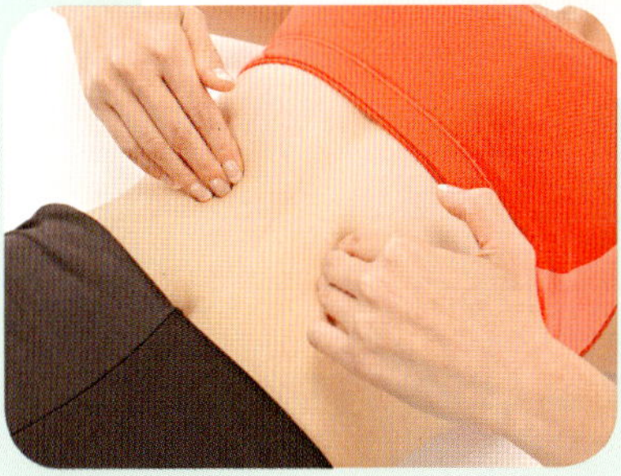

左右を同時に、両手の指先でグッと深く押さえる。

2 横に少しずらして押さえる

鳩尾から少しわき腹のほうへずらし、5秒間押さえて離し、これを3回くり返す。

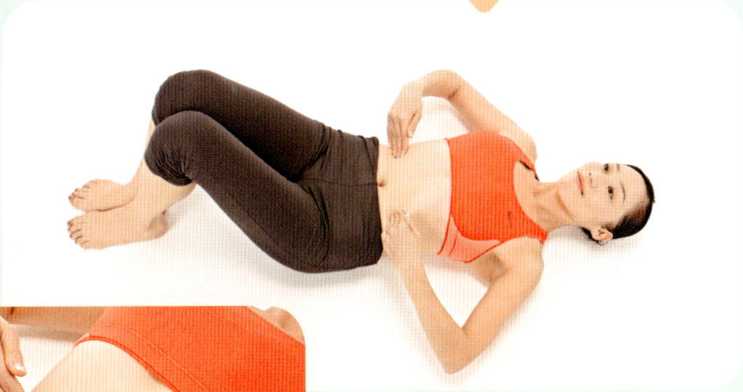

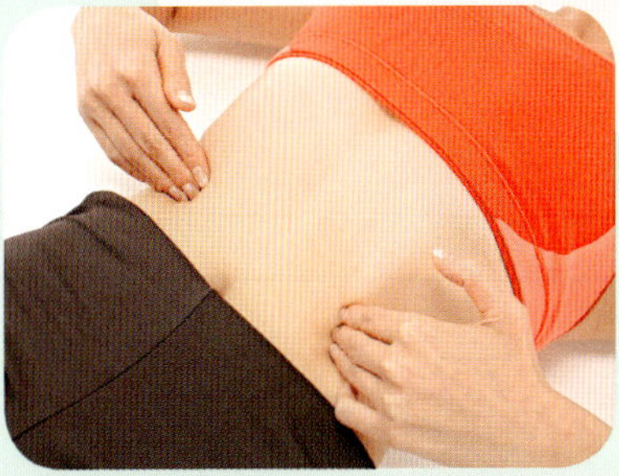

左右を同時に、両手の指先でぐっと深く押さえる。最後におなか全体をなでる。

3 さらにわき腹へずらして押さえる

わき腹近くの肋骨の下まで指をずらして、5秒間押さえて離し、これを3回くり返す。

Column

「腎さすり」はもっとも簡単で、よく効く健康法

東洋医学では、「腎（腎臓）はその人の生命力そのもの」だといわれています。腎臓が弱ければ病気になりやすいし、腎臓が健康であれば、元気で長生きします。

そこでおすすめしたいのが「腎さすり」。背中のウエストの位置、背骨の中心から3cmほど外にある「腎《じん》」というツボをさする方法です。気持ちがいいくらいの圧でさすっていると、ポカポカと温かくなってきます。これを1日1回、30秒～1分程度やっているだけで、腎臓を冷えから守り、体調がぐっとよくなります。

さらに、腎臓が正常に機能してくると、ぜい肉をつきにくくしたり、食欲を抑えて無茶食いをなくします。

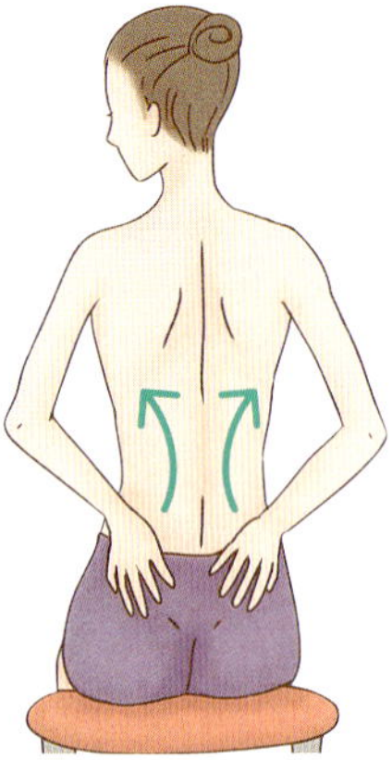

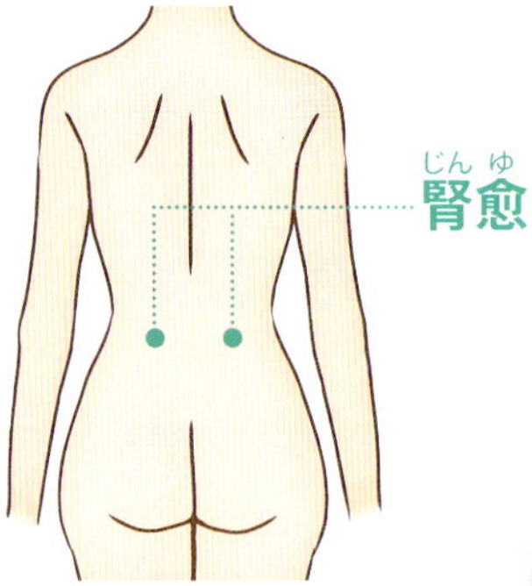

がまんせずに健康的にやせたい！

「太らない食べ方」でおいしくダイエット

極端なダイエットはリバウンドのもと。
必要な栄養はしっかりとって、
若さをキープしながら健康的にやせましょう！
そこで、続けていれば
必ずやせる「食べ方」をご紹介。
食欲を抑えるツボ押しも効果絶大です。

course 3
第3コース

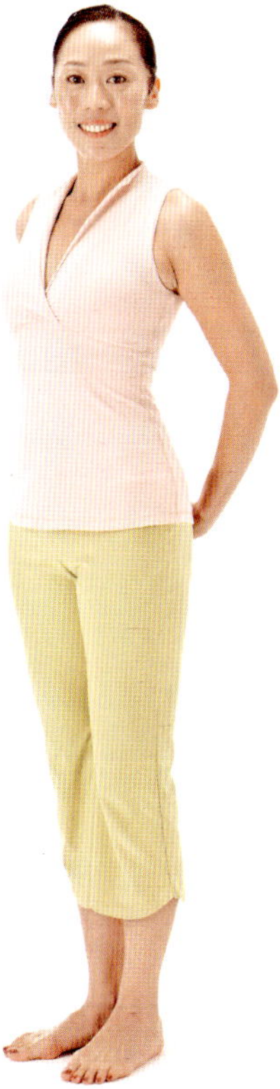

食べ方でスリムになれる5つの法則

「食べたらいけない」と思って、無理にがまんしているとストレスがたまり、かえって身体によくありません。でもご安心ください。ここに上げた5つの法則を守るようにすれば、がまんをせずに、しっかり食べても自然にやせられます！

その1 血糖値が急に上がらないものを食べる

以前、アイスクリームダイエットというのがありました。えっ？　と思うでしょうが、アイスクリームには糖分も脂肪分もあると同時に、タンパク質が多いのです。だから、食べてすぐには血糖値が上がらないから太らない、という理屈です。とはいえ、糖分が多いものばかり、続けて食べるのはどうかと思いますが。

血糖値が急上昇すると、それを抑えるためにインシュリンが多量に分泌され、余ったインシュリンが脂肪を蓄えるほうへまわってしまいます。砂糖入りの甘いもの、米や小麦粉などの穀類、いも類など、糖質が多く含まれるものは、血糖値を上げてしまいます。

しかし、エネルギー源となる糖質をまったく食べないのでは、元気が出てきません。同じ穀類でも、米なら胚芽米を、小麦粉なら全粒粉を調理に使う、野菜は葉ものをたくさん食べるなど、血糖値の上がり方をスローにする食べ方をすれば、問題ありません。

その2

副菜から先に食べる

血糖値を急に上げないためには、食べる順番も大事です。食卓に食事が並ぶと、すぐにご飯茶碗を手にとって食べ始める人がいますが、これは太る食べ方。

日本料理では、最初に前菜が出て、そのあとお刺し身、煮もの、焼きものなどが続いてから、ご飯が出て、最後がくだものとなります。フランス料理も同じように、前菜、副菜、魚や肉のメイン料理、デザート、というような順番です。

実はこの順番は、血糖値をゆっくりと上げていって、必要な栄養素をじっくり吸収し、ムダに太らないようにするという、とても理に適った食事法なのです。

家庭でもこれに習って、野菜から食べることをおすすめします。サラダや葉ものの野菜のおひたしなどを先にたっぷりと食べ、次に肉や魚のおかずを食べれば、ご飯に行き着くころには、おなかがいっぱいになって、そうたくさんは食べられません。

私はこの方法を1か月くらい続けていたら、2〜3kgやせました。

その3 よく噛む

太っている人をよく観察していると、早食いの人が多いことに気づきます。食べものを飲み込むようにして食べていると、満腹感を覚える間もなく、次々と食べものが胃に入るので、食べすぎになってどんどん太ってきます。だから私は、やせたい人には「よく噛んで食べなさい」と言っています。よく噛めば、少量でも満腹になるからです。

それだけではありません。よく噛むことによって、食べものは唾液の酵素によって口の中で消化され、さらに次の胃の中でも消化され、と十分に消化されるので、その段階で、ほとんど太る要素はなくなります。唾液では主に、主食であるデンプン質を消化し、胃液ではタンパク質を、腸では脂肪を消化します。ですから、ご飯やパンなどの主食を早食いしては、本来ならタンパク質や脂肪の消化に専念したい胃腸に負担をかけ、内臓が疲弊してしまうのです。

噛むことの効用はまだまだあります。食品の安全性については、誰もが神経を使うところですが、ある研究発表によると、「30回噛めば、食品に含まれている食品添加物や農薬などの毒性が90％くらいなくなる」のだそうです。

添加物や農薬、保存料などには、発がん性物質が含まれている可能性があり、規定値以下しか使われていないとしても、不安がぬぐいきれません。でも、噛むことでかなりのリスクが抑えられるのなら、これは朗報と言えます。

噛む回数は最低30回、できれば50回以上噛んで食べてほしいものです。噛めば噛むほど脳神経を刺激して、脳の働きがよくなり、ボケないそうです。

よく「玄米を食べるとやせる」といわれるのは、玄米の繊維質が腸を刺激して排泄を促す、という面もあるのですが、実は、玄米だとよく噛んでしか食べられないので、太れなくなるのです。

その4

食べすぎない

東洋医学は、排泄の医学といわれるほど「出すこと」を大事にします。しかし、排泄に至るまでにはけっこうな労力を使っています。たくさん食べると、それだけ消化吸収をして出すわけですから、胃腸はオーバーワークになって、調子をくずしてしまいます。

食べすぎると摂取エネルギー過多になって太るだけでなく、健康にも悪いということです。

よく、「一日三食は食べすぎですか？」と聞かれることがあります。確かに、「おなかがすいていないのに、時間が来たから食べる」というのでは、胃腸に負担をかけるし、食べすぎのような気がします。

一日三食の習慣は、もともと肉体労働者に対して、時間割を組んで働かせるためのシステムの一環だったという説があります。最近は労働といっても、一日中パソコンと向かい合っているような頭脳労働者が多いので、そういう人は二食でもいいのかもしれません。

ついでにいうと、残業が終わって帰宅し、深夜に食事をする人がいますが、これは胃腸に負担をかけるし、太る原因に。昼間にたくさん食べて、夜は早めの時間に軽くすませるようにしましょう。

その5

ストレス食いをしない

ストレスと食の関係は案外深いものです。夢中で食べることで、いっときプレッシャーを忘れたり、満腹になることで、幸せな気分になれるからでしょうか。とくに甘いものに走りがちなのは、糖分がすぐにエネルギーに変換され、元気が出てくるからです。しかしそのとき、ビタミンやミネラルも一緒に燃えてしまうので、結果的には消耗して元気がなくなります。

もちろん、食事やお菓子の食べすぎはダイエットの大敵でもあり、ストレス食いをくり返していると、いつのまにか体重が増えてしまった、なんてことに。ストレスを感じたら、身体を動かすなど、ほかの解消法を考えましょう。

食欲をコントロールするツボ押し（132―134ページ参照）も効果がありますので、ぜひお試しください。

体質に合ったものを食べるのがベスト

やせる食べ方がわかったところで、さらにステップアップして、食べものの内容について考えてみましょう。
体質に合ったものを食べ、おなかの調子を整えれば、全身の健康状態がよくなり、リバウンドしない身体になります。

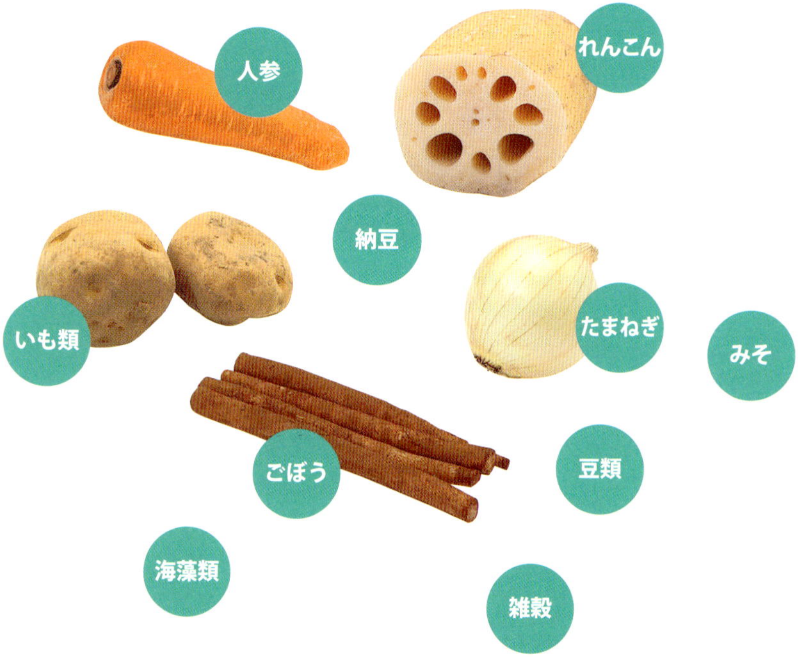
人参
れんこん
納豆
いも類
たまねぎ
みそ
ごぼう
豆類
海藻類
雑穀

腸にいいものを食べる

昔から米や雑穀を主食としてきた日本人は、肉食がメインだった西洋人に比べて、腸がかなり長くなっています。繊維質の多い食物を消化吸収するには時間がかかるので、長年の間に自ずと腸が長くなったと考えられます。また、四方を海に囲まれた日本では、海藻類を食べる習慣があり、魚料理に合う、ごぼうや大根などの根菜類が好まれました。

つまり、日本人の腸は、繊維質を消化吸収するのに適しており、食物繊維をとることで、腸の健康が保たれるようになっています。肉や牛乳など動物性タンパク質をとりすぎると、おなかが張ったり、下痢をしてしまうのは、動物性タンパク質が腸内に長い間とどまるため。タンパク質が消化できず、腸内微生物が有効に働かないからです。

腸内に微生物の善玉菌を増やし、悪玉菌を減らして腸内環境を整えることは、さまざまな病気を予防するうえでも大事なこと。便秘を解消し、毒素をためないようにすれば、健康的にダイエットできることは、いうまでもありません。

米でも、繊維質の多い玄米や五分づき米、雑穀、豆類、根菜類、海藻類のほかに、日本の伝統食である、みそや納豆などの発酵食品を積極的にとるようにしましょう。

陽性の人は陰性の食べものを、陰性の人は陽性の食べものをとる

身体の調子を整える一つ方法として、東洋医学では、陽性タイプの人は陰性の食べものを、陰性タイプの人は陽性の食べものをとる工夫がなされます。

陽性タイプとは、大まかにいうと、太っていて体力があり、首が太くてずんぐりむっくりな体型の人。脳卒中や心臓病になりそうなイメージがあります。陰性タイプの人は、細くて皮膚が薄く、胸板が薄く、どちらかというと色白。首が細くてスタミナがなく、貧血気味です。

陽性、陰性の食べものは、野菜や果物でいえば、地面から下に向かって生えていく根菜類などが陽で、地面から上のほうに向かう葉もの野菜や果物などが陰です。

これを人間に当てはめていえば、おへその位置が土の表面として、下に向かう陽性のものを食べれば下半身にエネルギーが流れ、足が温まります。足が冷える人が陰性のものを食べると、上のほうにエネルギーが上がり、顔がのぼせたりニキビができたりします。

女性はとくに冷えに気をつける必要があります。冷え症で虚弱体質、貧血気味という人は、陽性の根菜類を多く食べたほうがよく、サラダを食べるにしても、生で

はなく温野菜にしたほうがいいのです。
冷えは万病の元といいます。とくに冬場は身体を温めるものを食べ、免疫力を高めると、ダイエットをするにしても、効果が倍増します。

陰性、陽性の食品

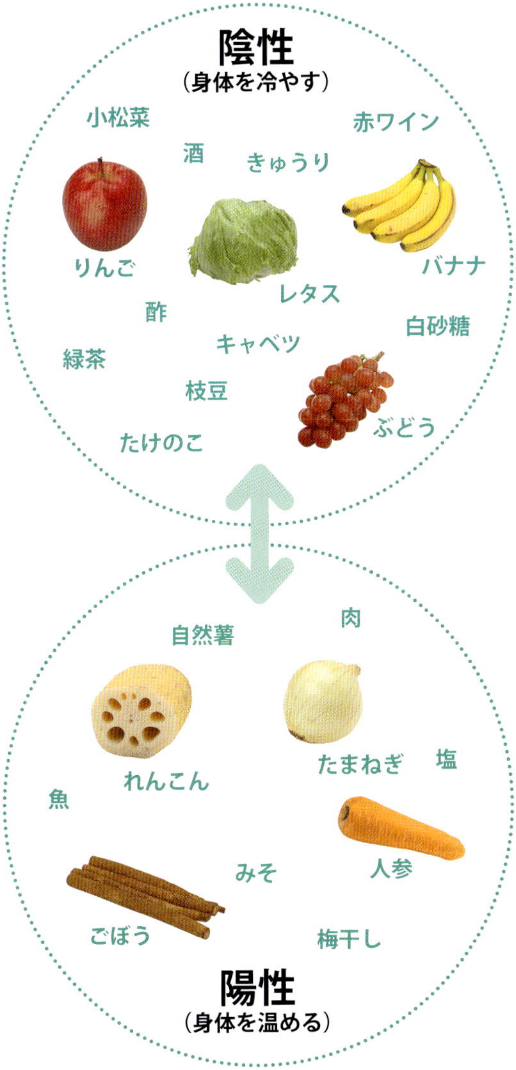

食欲をコントロールする

ツボ押し

「最近、つい食べすぎる」「ストレスがたまって甘いものに手が出る」という方は、空腹感をなくしたり、気持ちを落ち着けるツボを押して、食欲をコントロールしましょう。

手があいているとき、気が向いたときに、いつでも手軽にできます。

イライラして つい食べてしまうとき

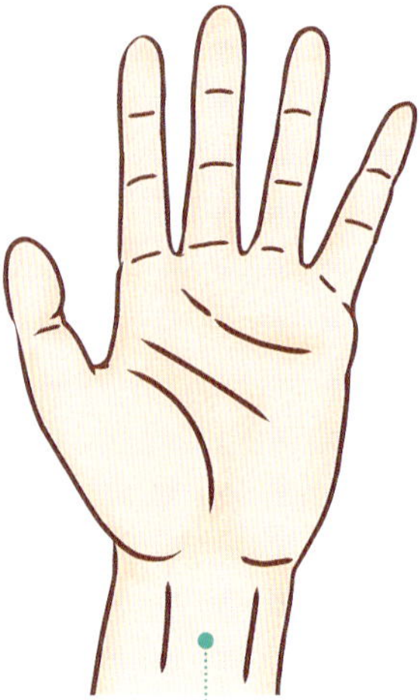

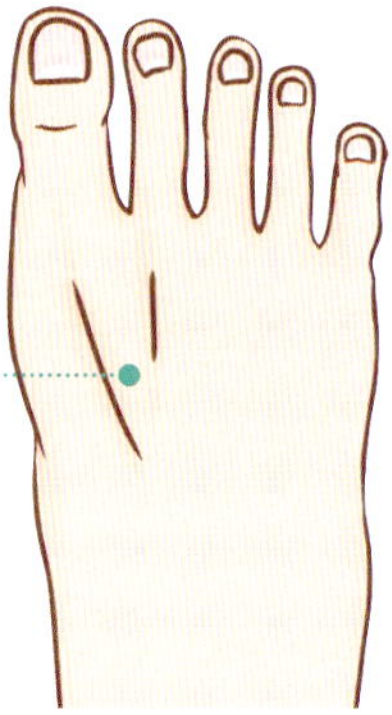

太衝《たいしょう》（親指と人さし指の間の骨を足首に向かいたどっていき、指の止まるところ）

足と同じほうの手の親指、または両手の親指を重ねて押す

内関《ないかん》（手首より指幅３本）

反対側の手の親指で押す

押し方

押して気持ちよく感じるくらいの適度な強さで、ゆっくりと押して、ゆっくりと指を離し、これを５～６回くり返します。両方とも同じように押すとよいでしょう。

おなかがすいて、食べすぎるとき

内庭《ないてい》
（足の人さし指と
中指の間の水かき部分）
手の片方の親指、
または両方の親指を重ねて押す

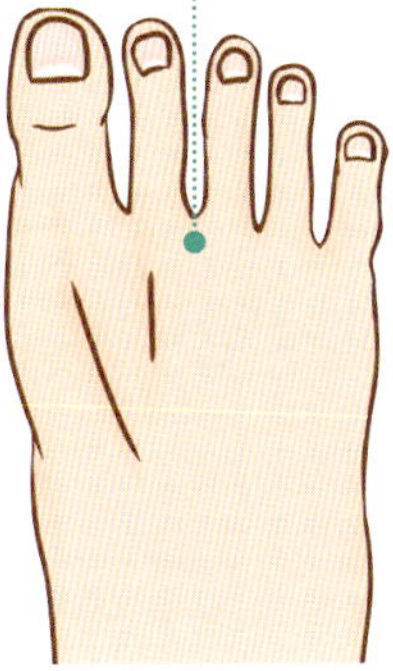

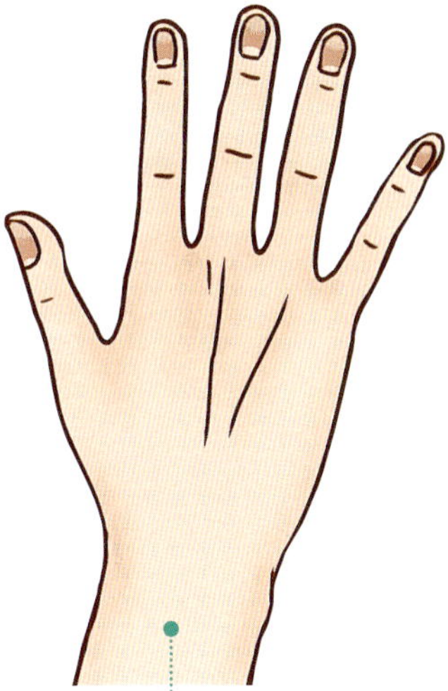

支溝《しこう》（手の甲側、手首より指幅３本上）
反対の手の親指、または中の３本指で押す

豊隆《ほうりゅう》
（脚の膝と外くるぶしの中間、
肉が盛り上がっているところ）
手の片方の親指、
または両手の親指を重ねて押す

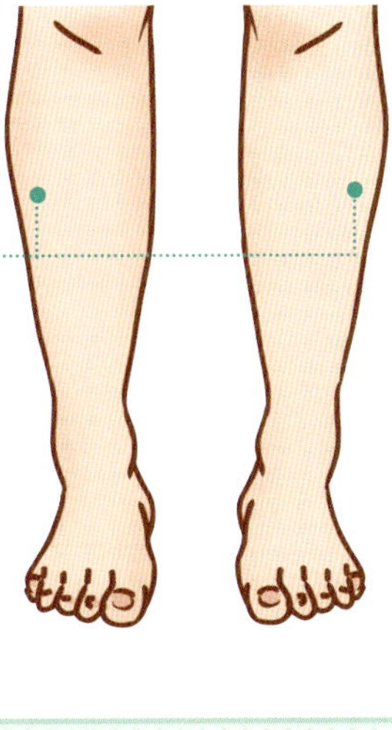

水太りを解消する ツボ押し

水の代謝が悪くて排出がうまくいかず、むくみや水太りになった場合も、ツボを刺激することで改善できます。

水分《すいぶん》
（へその上方、約２cm）
中指を中心にした３本親指で押す（両手でもよい）

気穴《きけつ》
（へそと恥骨の間の上から3/5の位置で、中心より１cmくらい外側）
左右の２点を、両手の中指を中心にした３本指で、同時に押す

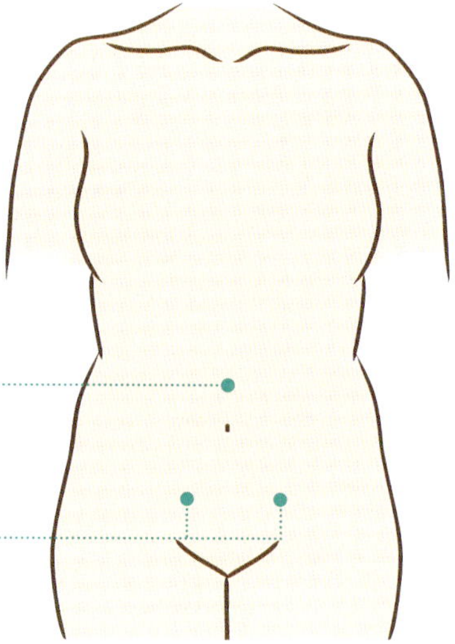

押し方

押して気持ちよく感じるくらいの適度な強さで、ゆっくりと押して、ゆっくりと指を離し、これを５～６回くり返します。

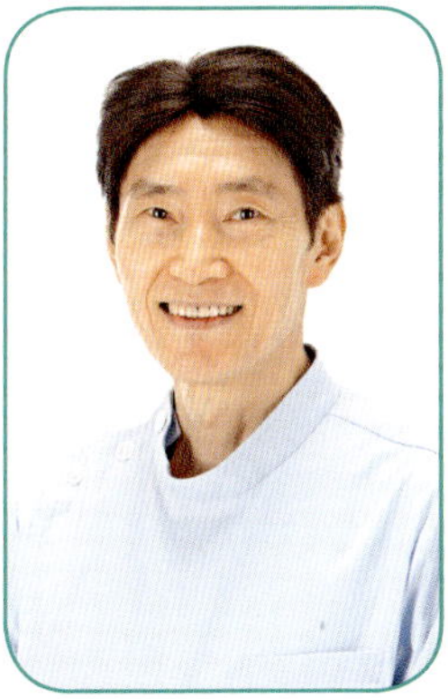

福辻鋭記 ——ふくつじ・としき

アスカ鍼灸治療院院長、日中治療医学研究会会員。奈良県生まれ。日本大学芸術学部卒業。東洋鍼灸専門学校を卒業後、鍼灸による美容技術と理論を研究。カイロプラクティック、整体術などを取り入れた美容鍼灸の草分け的存在となる。「耳もみダイエット」のパイオニアでもあり、ダイエットや美容、健康関連の執筆や、テレビなどでも活躍中。著書に『腎をさすると100%健康になる』『寝るだけ！骨盤枕ダイエット』『お腹をもみほぐすと病気にならない』など多数。
http://www.asuka-sinkyu.com/

AKI（モデル）

ヨーガインストラクター、ピラティスインストラクター。成瀬貴良師、千葉麗子師のもと、ヨーガを学ぶ。ダンサーとしてテレビや舞台で活動中、ニューヨークにてコンテンポラリーダンスやピラティスを学ぶ。現在は東京都内を中心に、フィットネスクラブやヨガスタジオでインストラクターとして活動。東日本大震災復興プロジェクトの一環として宮城県仙台市でチャリティーレッスンも行なっている。http://yoga-aki.com/Welcome.html

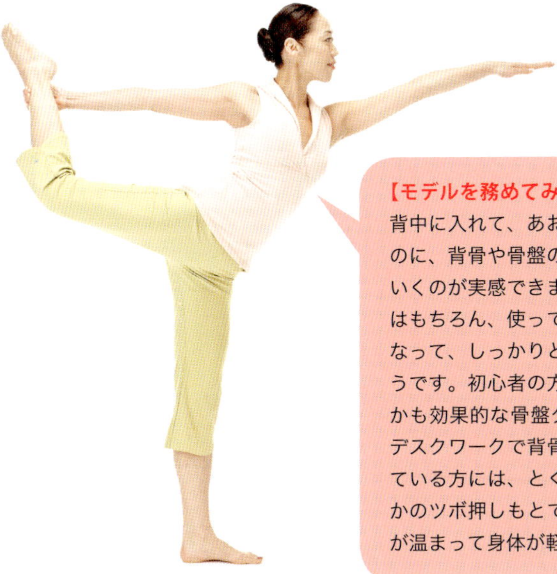

【モデルを務めてみて】タオルで作った枕を背中に入れて、あおむけになっているだけなのに、背骨や骨盤のあたりがグーッと伸びていくのが実感できました。姿勢がよくなるのはもちろん、使っている筋肉が意識しやすくなって、しっかりと筋肉を使うことができそうです。初心者の方には安全かつ安心で、しかも効果的な骨盤ダイエットだと思います。デスクワークで背骨や背中がバリバリになっている方には、とくにおすすめ。また、おなかのツボ押しもとても気持ちがよく、おなかが温まって身体が軽くなった感じでした。

Let's Try!

撮影／高山浩数
モデル／AKI
装幀・本文デザイン／静野あゆみ
イラスト／山中晶乃
編集協力／山中純子

福辻式「寝る」「押す」美ダイエット法

二〇一二年一月一日［初版第一刷発行］
二〇一二年二月十四日［初版第二刷発行］

著者／福辻鋭記

発行者／藤木健太郎
発行所／清流出版株式会社
東京都千代田区神田神保町三－七－一
〒一〇一－〇〇五一
電話〇三－三二八八－五四〇五
振替〇〇一三〇－〇－七七〇五〇〇
http://www.seiryupub.co.jp/
〈編集担当・松原淑子〉

印刷・製本／図書印刷株式会社

ISBN978-4-86029-378-9